Storr · Storr

Die 4-Wochen-Kur gegen Verstopfung

Thieme QUALITÄTS-GARANTIE

Liebe Leserin, lieber Leser,

wenn es um die eigene Gesundheit geht, darf man nichts dem Zufall überlassen. »Für eine bessere Medizin und mehr Gesundheit im Leben«: So lautet das Qualitätsversprechen der Marke Thieme. Ärztlich Tätige, Pflegekräfte, Physiotherapeuten oder Hebammen – sie alle verlassen sich darauf, dass sie von Thieme, dem führenden Anbieter von medizinischen Fachinformationen und Services, die entscheidenden Informationen zur richtigen Zeit am richtigen Ort bekommen. So können sie die Menschen, die sich ihnen anvertrauen, bestmöglich unterstützen. Auch Sie können sich auf die TRIAS Ratgeber mit dem Thieme Qualitätssiegel verlassen! Diese Informationsangebote helfen Ihnen dabei, die richtigen Entscheidungen zu treffen, wenn es um Ihre Gesundheit geht, selbst daran mitzuwirken, gesund zu werden, sich gesund zu erhalten oder das Fortschreiten einer Erkrankung zu vermeiden. Mit einem TRIAS Titel aus dem Hause Thieme überlassen Sie Ihre Gesundheit nicht dem Zufall!

Ihr TRIAS Team

Dr. med. Constanze Storr · Prof. Dr. med. Martin Storr

Die 4-Wochen-Kur gegen Verstopfung

Darmträgheit besiegen: Ernährung, Massage, Übungen, Nährstoffe. Mit ballaststoffreichen Rezepten

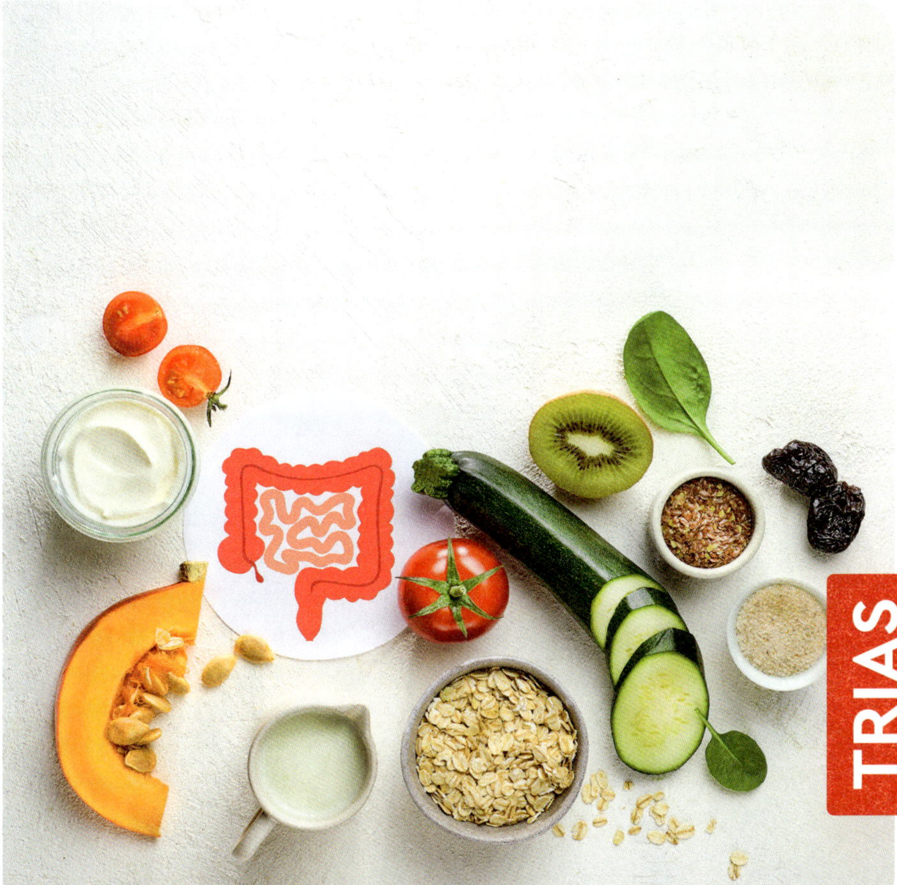

TRIAS

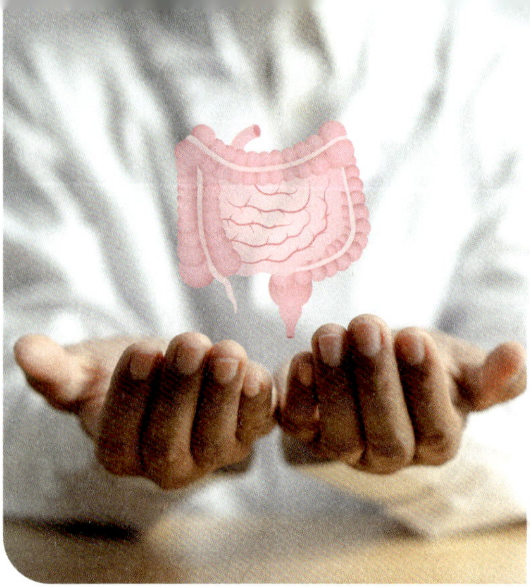

© Kiattisak/stock.adobe.com

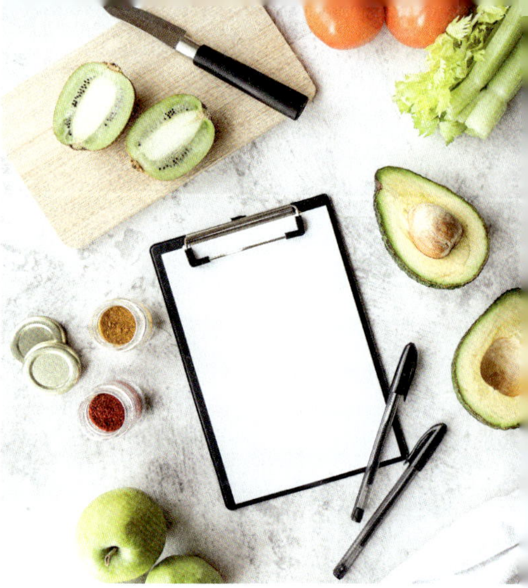

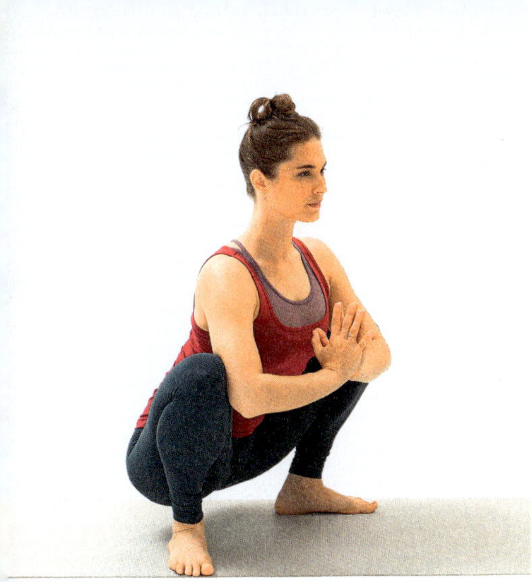

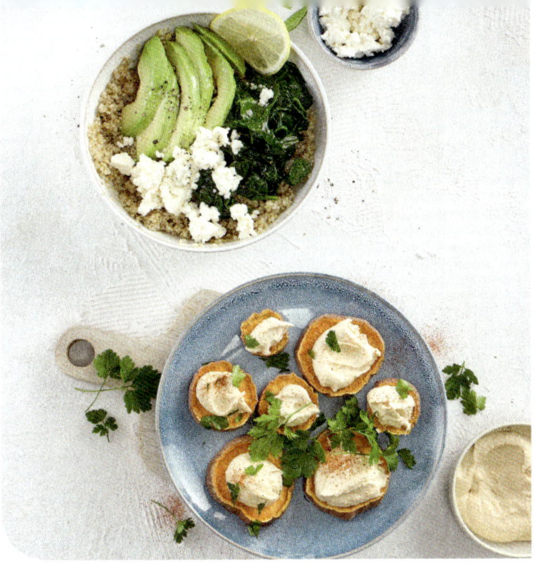

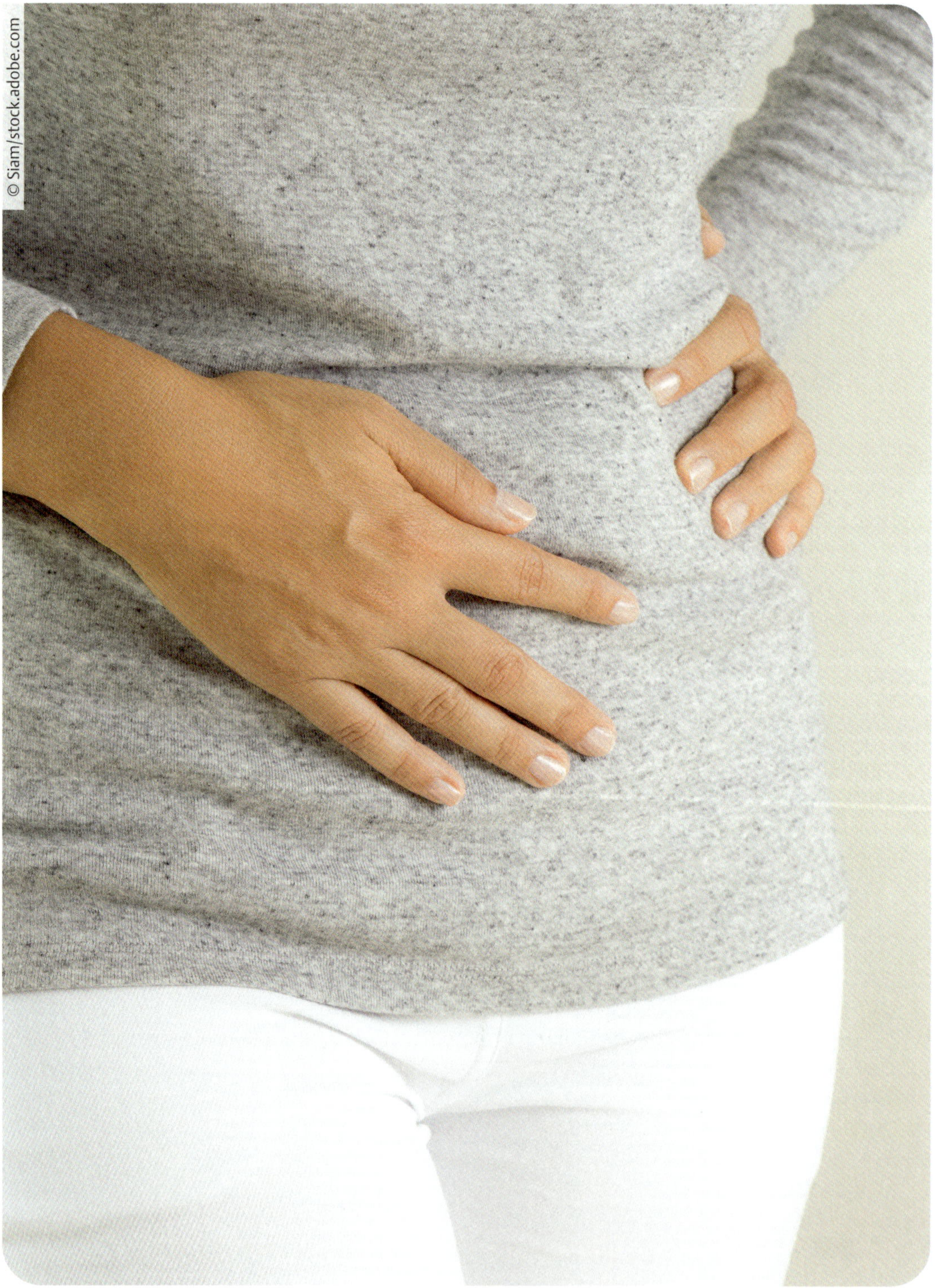

© Siam/stock.adobe.com

Vorwort

Spätestens seit dem weltweiten Bestseller »Darm mit Charme« sollten die Themen Verdauung und Stuhlgang kein Tabu mehr sein.

In unserer täglichen Praxis stellen wir allerdings immer wieder fest, dass Menschen nicht sehr gerne über ihren Stuhlgang und ihre Probleme damit sprechen. Viele Menschen empfinden dieses Thema als unappetitlich, obwohl doch wirklich jeder von uns regelmäßig die Toilette aufsuchen muss und das Thema Stuhlgang jeden von uns mehrmals die Woche trifft oder betrifft. Es ist weiterhin eher ein »Darm mit Scham«. Im Grunde genommen ist das nur allzu verständlich und an sich ja auch nicht weiter schlimm.

Nur, wenn eben nicht alles seinen gewohnten Gang, oder besser seinen zufriedenstellenden Stuhlgang geht, ist es wichtig, offen über dieses Thema zu sprechen. Denn nur im inneren Dialog mit sich selbst kommt man bei Fehlfunktionen des Körpers selten sehr weit.

Im vorliegenden Ratgeber sprechen wir über Stuhlgang und die Probleme, die im Zusammenhang mit dem Entleeren des Darms auftreten können. Sie erfahren etwas über die Ursachen, die Möglichkeiten der Diagnostik und der Therapie. Dabei stellen wir Ihnen ein 4-Wochen-Erfolgsprogramm vor, dass Sie selbst umsetzen können, bevor und nachdem sie professionelle Hilfe aufgesucht haben. Bei aller Eigenaktivität, spätestens, wenn die Verstopfung anhält oder anderen Symptomen einhergeht, sollten Sie einen Arzt konsultieren.

Wir wünschen Ihnen viel Spaß beim Lesen und hoffen, dass Sie durch die vorgeschlagenen Maßnahmen und Rezepte rasche und nachhaltige Erleichterung erfahren.

Dr. Constanze Storr
Prof. Dr. Martin Storr

Mein **ballaststoffreicher** Tag

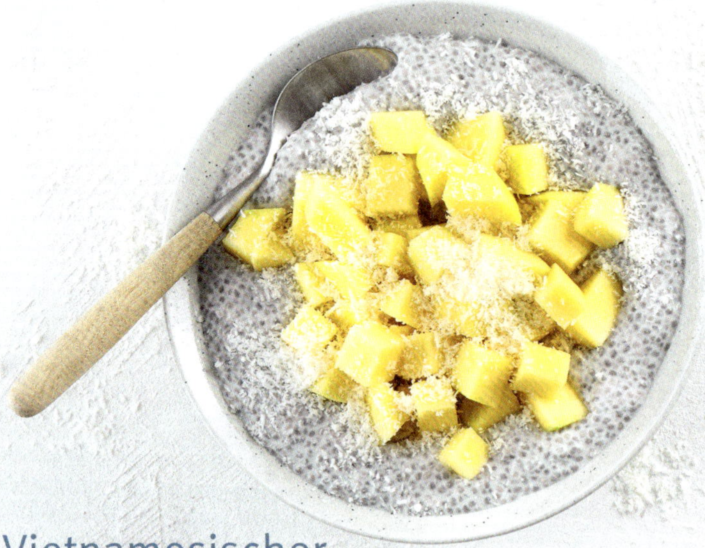

Vietnamesischer Chia-Pudding mit Mango und Kokos

Für 2 Portionen
⏲ 10 Min + 2 Std Kühlzeit

400 ml Kokosmilch • 6 EL Chiasamen • 1 TL Ahornsirup • 1 reife Mango • 2 EL Kokosraspeln

- Kokosmilch mit Chiasamen und Ahornsirup verrühren, 2 Std. kalt stellen.

- Mango würfeln, auf Pudding geben, mit Kokosraspeln garnieren.

Nährwerte pro Portion
365 kcal • 5 g E • 24 g F • 28 g K • 13 g B

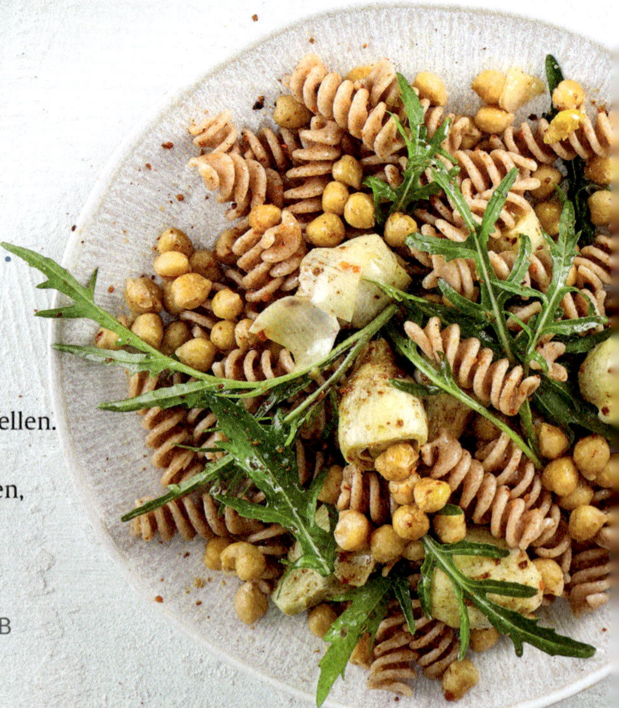

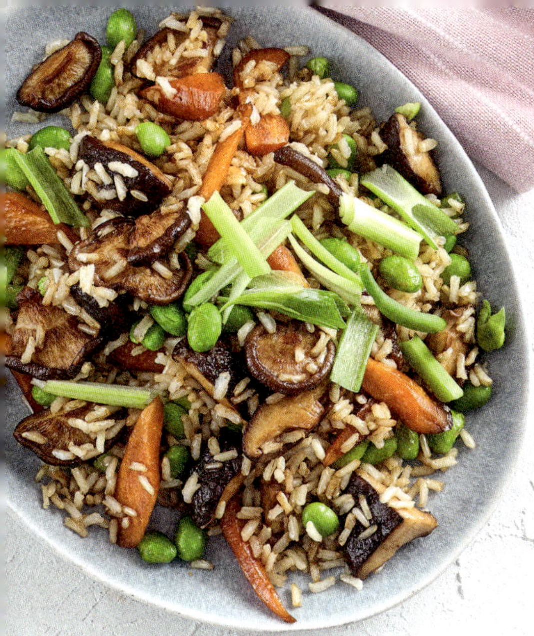

Bunte Reispfanne mit Edamame und Pilzen

Für 2 Portionen
⏲ 25 Min

120 g Naturreis (roh) • 1 Karotte • 1 Frühlingszwiebel • 100 g Shiitake • 150 g Edamame (TK) • 1 EL Sesamöl • 1 EL Sojasauce

- Reis kochen.
- Karotte, Frühlingszwiebel und Pilze waschen und in mundgerechte Stücke schneiden.
- Karotte und Pilze mit den Edamame im Sesamöl anbraten und mit Sojasauce würzen,
- Reis unterheben.
- Mit Frühlingszwiebeln toppen.

Nährwerte pro Portion
420 kcal • 18 g E • 12 g F • 55 g K • 12 g B

Vollkorn-Pasta mit Kichererbsen und Artischocken

Für 2 Portionen
⏲ 20 Min

150 g Vollkorn-Fusilli • 1 Knoblauchzehe • 2 EL Rapsöl • 100 g Kichererbsen (Dose) • 80 g Artischockenherzen (eingelegt) • Chili, Salz • 1 Handvoll Rucola • Zitronensaft

- Nudeln nach Packungsanleitung kochen.
- Knoblauch im Rapsöl anbraten, Kichererbsen und Artischocken zufügen.
- Nudeln unterheben, würzen, mit Rucola und Zitronensaft servieren.

Nährwerte pro Portion
455 kcal • 17 g E • 14 g F • 28 g K • 55 g B

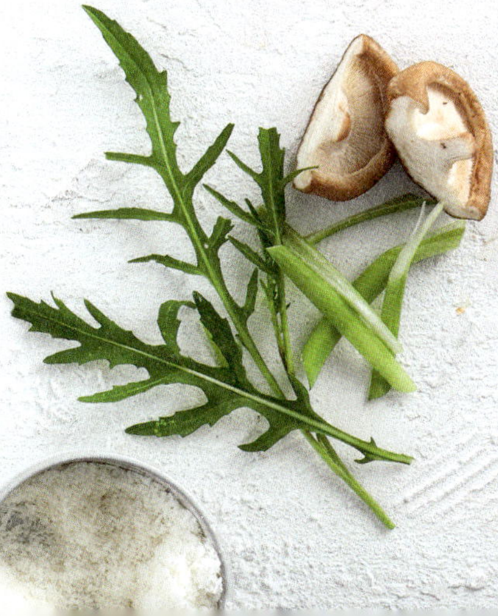

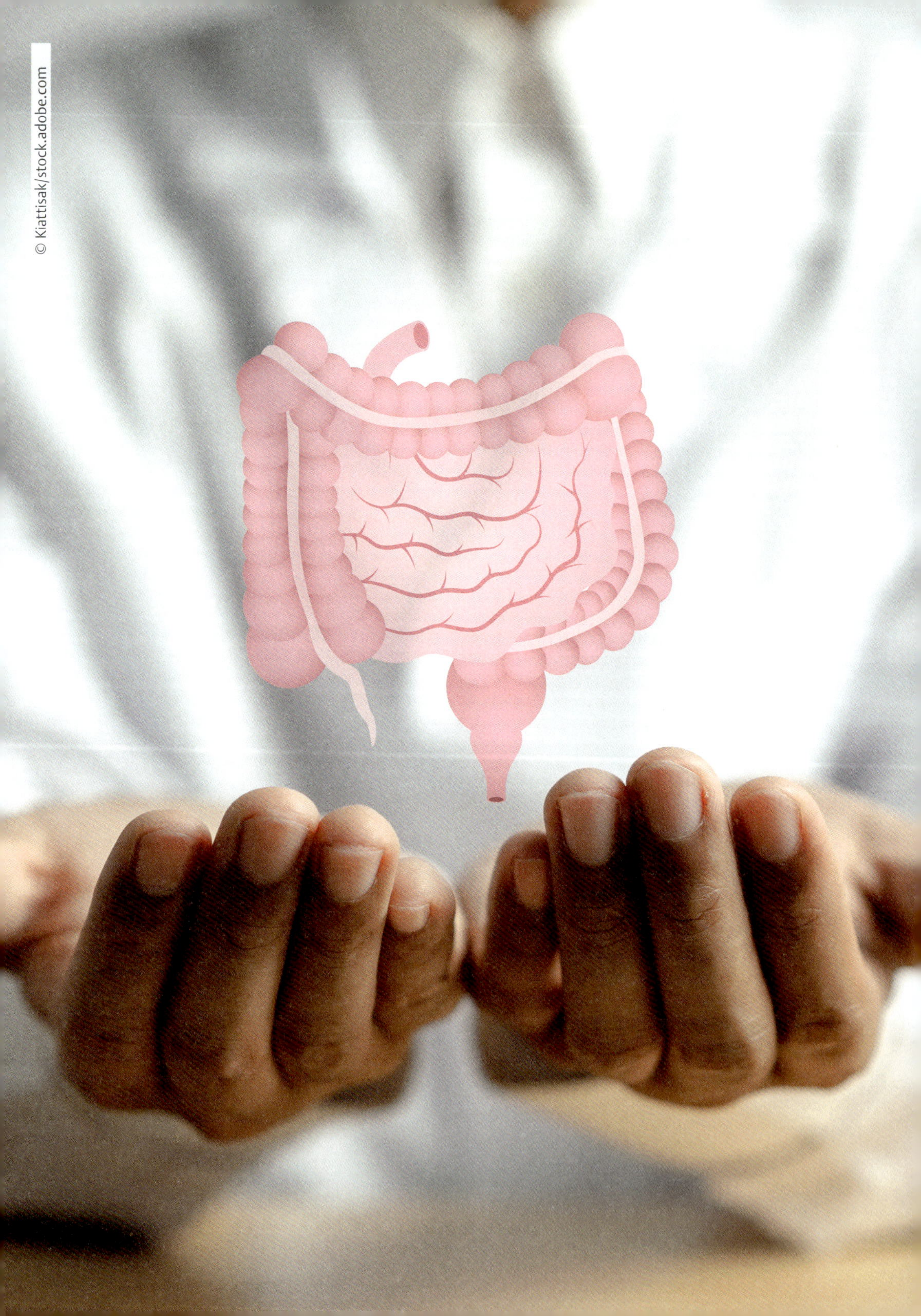

Einführung

Nahezu jeder hat schon mal Verstopfung gehabt. Erfahren Sie hier, wie unsere Verdauung funktioniert und wie es zur Verstopfung kommen kann.

Habe ich Verstopfung?

Jeder hat eine Erwartungshaltung zur Häufigkeit und zur Beschaffenheit des Stuhlgangs und fragt bei Veränderungen nach der Ursache. Wann spricht man von Verstopfung?

Die meisten Menschen erwarten, dass sie einmal am Tag Stuhlgang haben. Obwohl dieses Ziel von einem Stuhlgang am Tag tatsächlich das medizinisches Therapieziel bei der Behandlung von Verstopfungsleiden darstellt, entspricht diese Erwartung nicht dem Normalzustand. In einer gesunden Bevölkerung mit westlich geprägtem Lebensstil haben lediglich 40% der Männer und 33% der Frauen tatsächlich einen Stuhlgang am Tag. Aber auch drei Stuhlgänge pro Woche bis zu drei Stuhlgängen am Tag liegen im Normbereich.

Es ist wissenschaftlich bekannt, dass das subjektive Gefühl an Verstopfung zu leiden, nicht immer mit medizinisch messbarer Verstopfung einhergeht. Bis zu 25% der Frauen und bis zu 10% der Männer meinen, darunter zu leiden. Bekannt ist auch, dass im Gegenzug viele Menschen, die medizinisch gesehen wirklich eine Verstopfung haben, diese Erkrankung nicht erkennen, weil sie Ihre Beschwerden missinterpretieren und völlig falsche Rückschlüsse ziehen. Medizinisch gesehen liegt bei etwa 15% der Bevölkerung eine chronische Verstopfung vor. Da chronische Leiden nicht nur zu Symptomen, sondern auch zu einer reduzierten Lebensqualität führen, ist es wirklich wichtig, sich mit diesem Gesundheitsproblem aktiv zu beschäftigen.

Verstopfung, medizinisch gesehen

Verstopfung, im Fachjargon auch Obstipation genannt, bedeutet, dass man Schwierigkeiten hat, Stuhl abzusetzen.

Verstopfung ist beides, eine eigenständige Erkrankung wie bei der chronischen funktionellen Verstopfung und zeitgleich ein Symptom, das bei vielen anderen Krankheiten vorkommen kann.

Diese Situation macht es für den Einzelnen etwas schwieriger, selbst einzuschätzen, ob die eigene Verstopfung einfach nur an der falschen Kostform liegt, ob eine klassische Verstopfungskrankheit vorliegt, oder ob etwas anderes, sogar etwas Besorgniserregendes dahintersteckt. Zu den Ursachen werden Sie später mehr erfahren.

Wann spricht man von Verstopfung?

Man unterscheidet zunächst einmal drei Formen der Verstopfungskrankheit:

- funktionelle Verstopfung: es liegt keine strukturell organische Ursache (z. B. ein anatomisches Hindernis) für die körperliche Fehlfunktion vor, die Funktion an sich ist gestört
- strukturelle Verstopfung: es liegt eine nachweisbare organische Ursache für die körperliche Fehlfunktion vor
- Mischform: eine Kombination aus organischen und nicht organischen Ursachen

Eine Verstopfung kann sich im Alltag sehr unterschiedlich äußern:

- Stuhlgang zu hart (Bristol-Stuhlformen-Skala Typ 1 oder 2, s. u.)
- Stuhlmenge nicht ausreichend
- schwierige Entleerung, was sich durch starkes Pressen und in Schmerzen, Blähungen oder in der Verlängerung der Zeit, die man auf der Toilette verbringt, äußern kann
- Entleerung des Darms findet seltener als dreimal pro Woche statt
- manuelle Manöver zur Unterstützung der Darmentleerung bei mehr als einem Viertel der Stuhlgänge notwendig
- Gefühl der analen Blockierung
- Kombinationen aus verschiedenen dieser Symptome

Auch bei einer normalen Stuhlfrequenz kann also eine Verstopfung vorliegen! Diese Beschreibung enthält die Leitsymptome der Verstopfung. Später werden Sie aber noch erfahren, dass Verstopfung auch mit ganz anderen, sogar atypischen, Symptomen einhergehen kann. Von Verstopfungskrankheit oder auch chronischer Verstopfung spricht man, wenn die Beschwerden länger als drei Monate bestehen.

Um die Diagnose einer chronischen Verstopfung nach den aktuell gültigen Kriterien stellen zu können, haben wir die Kriterien noch einmal zusammengefasst (Seite 14). Beachten Sie aber bitte: Die Kriterien betreffen einen Zeitraum ohne Behandlung mit Medikamenten wie Abführmedikamenten oder anderweitigen Maßnahmen wie Ballaststofftherapie oder Magnesiumeinnahme. Besteht schon eine Behandlung der Verstopfung, können die Kriterien zur Diagnosestellung demnach nicht mehr angewendet werden. Natürlich ist es möglich, sie rückwirkend für einen Zeitraum vor Behandlung zu erfassen.

»Nur« Verstopfung oder ein verstopfungsbetontes Reizdarmsyndrom?

Beim Reizdarmsyndrom vom Verstopfungstyp (RDS-O), vom gemischten (RDS-M) oder vom nicht klassifizierbaren Typ (RDS-U) ist die Verstopfung ein Teil der Erkrankung. Auch hier gibt es klar definierte Diagnosekriterien nach Rom-IV (Seite 15). Beim Reizdarm vom Verstopfungstyp ist die Verstopfung führendes und daher namensgebendes Symptom, bei den Subtypen RDS-M und RDS-U ist sie nur ein Symptom von vielen, denn führend sind beim Reizdarm eher die Bauchschmerzen. Die therapeutischen Strategien unterscheiden sich von der Therapie bei chronischer Verstopfung. Sie finden dazu auf der Buchklappe Hinweise auf Patientenratgeber, die sich mit dieser Erkrankung beschäftigen.

Beachtenswert ist auch, dass in unseren Lehrbüchern die Abgrenzung »funktionelle Verstopfung« gegenüber »strukturelle chronische Verstopfung« gegenüber »Reizdarm vom Verstopfungstyp« recht klar erscheint, so einfach ist es aber meis-

Kriterien für Verstopfung

Die Rom-Kriterien sind ein international anerkanntes System zur Diagnose von funktionellen gastrointestinalen Störungen. Die Kriterien wurden erstmals 1990 von Experten formuliert und werden laufend aktualisiert. Bei der funktionellen Verstopfung müssen folgende Rom-IV-Kriterien in den letzten drei Monaten erfüllt sein und die Symptome mindestens sechs Monate vor Diagnosestellung begonnen haben:

Mindestens zwei der folgenden Faktoren:

- starkes Pressen bei › 25 % der Stuhlgänge
- klumpiger oder harter Stuhl (Bristol-Stuhlformen-Skala 1–2) bei › 25 % der Stuhlgänge
- Gefühl der inkompletten Entleerung bei › 25 % der Defäkationen
- Gefühl der Blockierung im Enddarm und After in › 25 % der Defäkationen
- manuelle Manöver zur Erleichterung der Entleerung bei › 25 % der Entleerungen
- weniger als drei spontane Entleerungen/Woche

Und folgende Bedingungen müssen vorliegen:

- ohne Abführmittel (Laxanzien) kein (bzw. selten) weicher, ungeformter Stuhl
- diagnostische Rom-IV-Kriterien für ein Reizdarmsyndrom sind nicht erfüllt

Kriterien des Reizdarmsyndroms

Um ein Reizdarmsyndrom vom Verstopfungstyp (RDS-O) zu diagnostizieren, müssen folgende drei Punkte erfüllt sein:

- Chronische Beschwerden (> drei Monate), die vom Patienten und Arzt auf den Darm bezogen werden und mit Zeichen der Verstopfung/Darmträgheit einhergehen.
- Der Patient sucht wegen der Beschwerden Hilfe und wird durch die Beschwerden in seiner Lebensqualität relevant beeinträchtigt.
- Es handelt sich bei der Diagnose um eine Ausschlussdiagnose, das heißt es liegt keine andere Krankheit als Ursache der Beschwerden vor.

tens nicht. Es gibt wie immer im Leben kein Schwarz oder Weiß. Ein für Ärzte oftmals nicht ganz einfaches Unterfangen.

Sollten diese obenstehenden Kriterien also bei Ihnen erfüllt sein und kein Reizdarmsyndrom vom Verstopfungstyp vorliegen, spricht man von einer chronischen funktionellen Verstopfung. Dies ist die häufigste Form der Verstopfung.

Verstopfung ist in der westlichen Welt ein sehr häufiges Symptom, damit können Sie auch schon ahnen, dass dieses Problem sicher auch mit unserem Lebensstil zusammenhängt. Dazu später aber mehr.

Natürlich gibt es eine große Varianz, wie oben schon erwähnt. Denn es gibt Menschen, die mehrmals am Tag Stuhlgang haben, und auch Menschen, die mehrere Tage keinen Stuhlgang haben. Nochmals, das kann völlig normal sein, vor allem, wenn dies schon immer so war und sich nicht wesentlich verändert hat, dann besteht kein Handlungsbedarf. Werden die Zeitabstände jedoch immer größer, wissen Sie wahrscheinlich aus eigener Erfahrung, dass es immer schwieriger wird, Stuhl abzusetzen. Der Stuhlgang wird zunehmend härter, man muss länger und fester pressen und es stellt sich nicht mehr regelmäßig das Gefühl ein, dass man seinen Darm nun vollständig entleert hat. Dann gilt es zu handeln.

Stuhlformen Die Bristol-Stuhlformen-Skala bildet die Variationen der Stuhlkonsistenz ab. Sollte bei Ihnen Typ 1 oder 2 vorliegen, ist bereits ein Kriterium der Rom-Klassifikation erfüllt.

Dauer der Beschwerden Ein weiteres wichtiges Unterscheidungsmerkmal ist die oben schon erwähnte zeitliche Dauer der Beschwerden: Entweder sind die Beschwerden akut, kürzer als sechs Wochen oder chronisch, länger als drei Monate bestehend.

Diese Unterscheidung ist deswegen so wichtig, da vor allem bei einer akuten Verstopfung anders diagnostisch vorgegangen werden muss, als wenn die Probleme schon länger bestehen. Hierzu finden Sie im Kapitel »Der Gang zum Arzt« (Seite 40) weitergehende Informationen.

Im Zusammenhang mit der Erfassung des Symptomenbildes ist die subjektive Verstopfungs-Schweregrad-Skala, die Constipation Rating Scale, ausgesprochen hilfreich bei der Unterscheidung, ob die Beschwerden eher leicht, moderat oder schwerwiegend sind. Diese Verstopfungs-Schweregrad-Skala finden Sie im Kapitel »Diagnose Verstopfung« als Selbsttest 2 (Seite 48).

Stuhlgangsformen

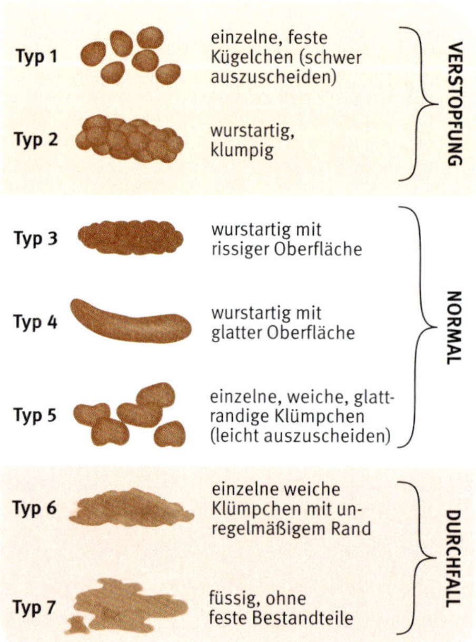

Wie häufig kommt Verstopfung vor?

Wie schon erwähnt, sind in Deutschland schätzungsweise etwa 5 bis 15 % der Bevölkerung von chronischer Verstopfung betroffen. Bei älteren Menschen und bei Frauen tritt das Problem häufiger auf. Das kann unterschiedliche Ursachen haben, beispielsweise, dass Körperfunktionen im Alter langsamer werden und nachlassen, aber auch daran, dass ältere Menschen und Frauen medizinische Leistungen häufiger in Anspruch nehmen als Männer bis 65 und dadurch die Diagnose bei älteren Frauen häufiger gestellt wird.

Es gibt aber viele weitere Gründe, weshalb Verstopfung oft ein Problem bei älteren Menschen ist. Häufig liegt hier eine dauerhafte Medikamenteneinnahme vor, hierbei sind vor allem anticholinerge Medikamente (Antidepressiva und Antipsychotika) und Schmerzmittel (Opiate) zu nennen, die Verstopfung fördern. Eine Zusammenstellung dazu finden Sie im Kapitel »Weitere sekundäre Ursachen« (Seite 38). Auch eine zunehmende Immobilität, ein sitzender Lebensstil und neurologische Störungen des höheren Alters (Morbus Parkinson, erlittener Schlaganfall) sind Situationen, die eine Verstopfung verursachen oder verschlimmern können. Frauenspezifische Ursachen finden Sie im Kapitel »Ein Besuch beim Frauenarzt« (Seite 117).

Verstopfung, und vor allem die chronische Verstopfung, ist ein weit verbreitetes und ernstzunehmendes Problem. Eine Internetbefragung von mehr als 11 000 Personen hat ergeben, dass 19 % der Befragten an mehr als zwei Verstopfungssymptomen litten und dass im Schnitt schon seit 4,2 Jahren. Die Belastung in der Gesellschaft ist also beträchtlich.

Chronische Verstopfung stört die Lebensqualität enorm. Nicht nur das körperliche Befinden, sondern auch das psychische Wohlbefinden wird deutlich in Mitleidenschaft gezogen. Unser Darmhirn ist nun einmal evolutionsgeschichtlich weit vor dem Großhirn entstanden und ist ein Spiegel unserer Gefühle. Wenn im Bauch etwas in Unordnung ist und nicht mehr so richtig funktioniert, wirkt sich das auch auf unsere Stimmung aus. Es fällt schwer, sich davon zu distanzieren, man horcht mehr in sich hinein und beobachtet seine Körperfunktionen noch genauer, was oftmals zu einem richtigen Teufelskreis führt. Denn die Angespanntheit und manchmal auch die Angst, dass der Körper nicht mehr so richtig funktioniert, hat wiederum eine erschwerte Entspannung zur Folge, die bei manchen Typen der Verstopfung, vor allem bei den Formen, bei denen der Beckenboden und äußere Schließmuskel involviert sind, dringend notwendig ist. Dazu erfahren Sie in den Kapiteln »Ursachen der chronischen Verstopfung« (Seite 31), »Toilettentraining« (Seite 106) und »Biofeedback« (Seite 116) mehr.

Leit- und Begleitsymptome

Die Kriterien, die zur Diagnose »Verstopfung« führen, haben Sie bereits kennengelernt. Aber es gibt noch viel mehr Symptome, die begleitend dazu auftreten können. Wenn es darum geht, den Schweregrad und die Krankheitslast der Verstopfung zu erfassen, geben Ärzte häufig die Stuhlfrequenz an, während Betroffene meist Symptome wie Pressen oder harter Stuhlgang als führend berichten. Die Symptome der Verstopfung sind ausgesprochen variabel und manchen Betroffenen ist anhand Ihrer Symptome gar nicht erkennbar, dass ihr eigentliches Problem Verstopfung, Darmträgheit oder eine Entleerungsstörung ist.

Als Leitsymptom gilt bei gesicherter Verstopfung das Pressen beim Stuhlgang, dass von 79 % der Betroffenen angegeben wird. Auf Platz 2 der Symptomliste berichten etwa 70 % über harten Stuhl und auf Platz 3 über Darmgasprobleme, also Blähbauch und Abgang von Winden (Flatulenz).

In absteigender Häufigkeit werden auch die Begleitsymptome generelles Unwohlsein im Bauch, seltene Stuhlgänge, Gefühl der inkompletten Entleerung, Bauchschmerzen, rektale Schmerzen und

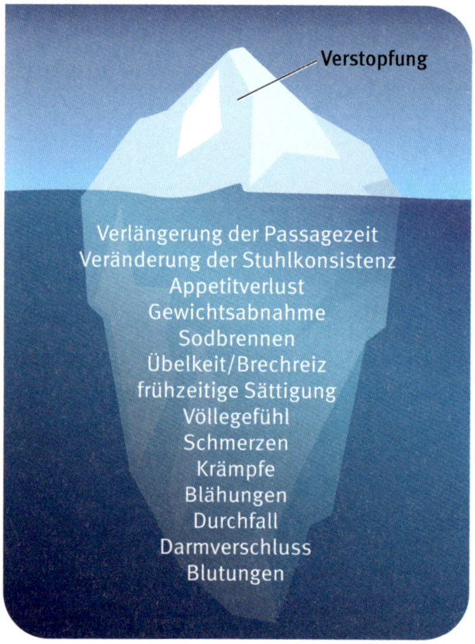

Symptome der Verstopfung

plötzlicher Stuhldrang berichtet. Aber auch Völlegefühl, Übelkeit, Brechreiz, frühzeitige Sättigung, Sodbrennen, Appetitlosigkeit, Gefühl von Lebensmittelunverträglichkeiten und sogar Durchfall können Symptome der Verstopfung sein. Sie sehen, es gibt eine breite Palette an Symptomen, die bei Verstopfung auftreten können, nicht immer würde man als Laie gleich an Verstopfung als Ursache denken.

Bei einer nicht oder schlecht behandelten Verstopfung kann es neben den schon erwähnten Symptomen zu weiteren schwerwiegenden Folgen wie Hämorrhoidenblutungen, Schleimhautvorfall/Mukosaprolaps (ein Absenken der Schleimhaut durch den Beckenboden nach außen), Enddarmvorfall/Rektumprolaps (ein komplettes Absenken des gesamten Enddarms durch den Beckenboden nach außen), Darmverschluss und weiteren Komplikationen kommen. Daher muss man diese Krankheitsfolgen als Behandler kennen und ernst nehmen.

Aufgrund der Vielzahl der Symptome entgeht nicht nur dem Betroffenen oftmals das eigentliche Problem, die Verstopfung. Klinischen Studien folgend wird auch dem Arzt, gerade wenn ihm nicht alle Symptome geschildert werden, die richtige Ursache nicht immer erkennbar.

Magenbeschwerden und Lebensmittelunverträglichkeit

Klassische Magenbeschwerden wie Völlegefühl, Übelkeit, Sodbrennen, Gefühl von Lebensmittelunverträglichkeiten mögen an dieser Stelle etwas für Überraschung sorgen, lassen sich aber sehr einfach erklären. Wenn der Abfluss eines Waschbeckens verstopft ist, läuft das Waschbecken über, unabhängig davon was hineingegeben wird. Wenn also der Abfluss im Dickdarm beeinträchtigt ist, staut sich Darminhalt zurück, und dieser Rückstau verursacht weiter oben, im Magen, Symptome wie Übelkeit, Völlegefühl und Sodbrennen. Und wenn der Abfluss verstopft ist, ist es gleichgültig, welche Lebensmittel gegessen werden, alle Lebensmittel verursachen dann Beschwerden. Dies entspricht dann aber keiner

Unverträglichkeit, sondern einem Abflussproblem. Dies erklärt auch, weshalb in dieser Situation gleiche Lebensmittel an manchen Tagen Beschwerden auslösen und an anderen Tagen nicht.

Die paradoxe Diarrhö

Auch das Auftreten von Diarrhö (Durchfall) als Verstopfungssymptom lässt sich erklären. Wenn es ein paar Tage nicht zu Stuhlgang kommt, dann staut sich Darminhalt auf und führt zu übermäßiger Vergärung im Darm, bis der Druck durch das entstehende Gas im Darm so groß wird, und sich zunächst harter Stuhl wie ein Korken entleert. Dieser Eröffnung des Abflusswegs folgt dann reichlich vergorener matschiger Stuhlgang, vielfach auch mit kurz hintereinander folgenden Entleerungen, je nachdem wieviel Inhalt sich eben angestaut hat. Dieses Phänomen ist ein Verstopfungssymptom und wird medizinisch paradoxe Diarrhö, also »widersprüchliche Verstopfung« genannt. Manchen Betroffenen ist bei diesem Phänomen die Verstopfungspause weniger gut spürbar, sie empfinden aber die paradoxe Diarrhö als sehr belästigend und berichten nur diese.

Nach einer solchen paradoxen Entleerung beginnt der Kreislauf dann aufs Neue und

Verstopfung an verschiedenen Orten im Magendarmtrakt verursacht Symptome.

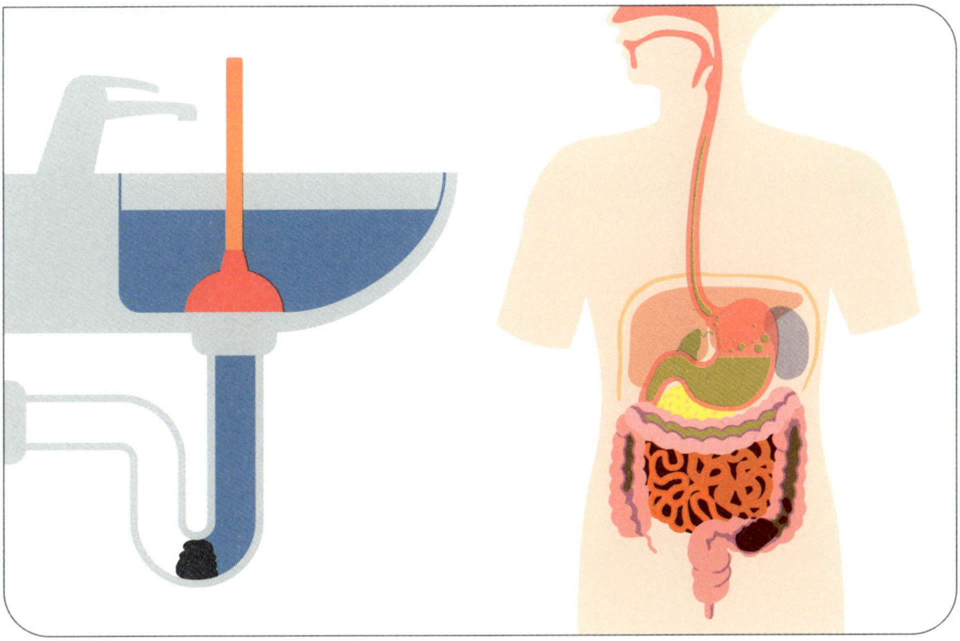

der Darm entleert ein paar Tage nichts, bis er dann wieder »explodiert«. Die paradoxe Diarrhoe ist in der Tat häufig und kommt in allen Altersgruppen vor. In der Kinder- und Jugendheilkunde wird beim Symptom der paradoxen Diarrhö oftmals schneller reagiert. Da bei Kindern öfter mal etwas daneben geht, bemerken die Eltern die Problematik an der verschmutzten Unterwäsche und suchen einen Kinderarzt auf. Bei älteren Menschen verhindert die vermeintliche Scham den Arztbesuch.

Kotstein im Rektum, der zu Aufstau von weichem Stuhl führt.

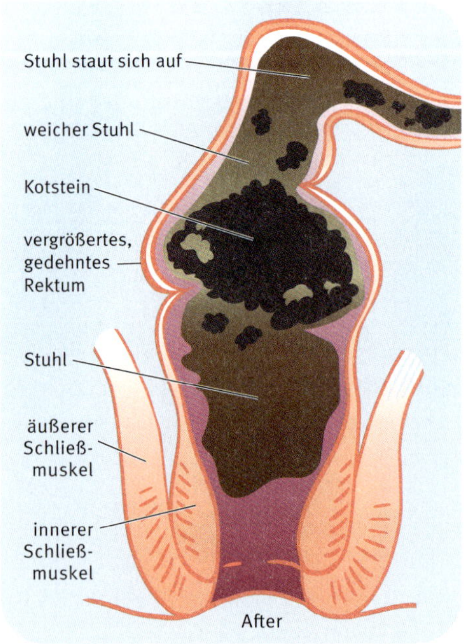

Die Impaktationsdiarrhö

Ist die Diarrhö hingegen eher schleimig wässrig, dann kann ein anderes Verstopfungsphänomen, das Impaktationsphänomen, zugrunde liegen. Wenn sich im Enddarm Stuhlgang so stark und hart verfestigt, dass der so entstandene Kotstein/Skybala nicht mehr ausgepresst werden kann, kann im schmalen Zwischenraum zwischen Kotstein und Darmwand nur noch sehr dünner, schleimig-flüssiger Stuhl passieren, der als Impaktationsdiarrhö bezeichnet wird.

Der Kotstein kann aufgrund von Härte und Größe nicht entleert werden, wohingegen Schleim und Flüssigkeiten aus dem Enddarm frei austreten können. Dieser Reflex ist beim gesunden Menschen dafür da, Gase entweichen zu lassen, ohne dass feste Bestandteile mit ausgeschieden werden. In dieser Situation sind auch Schmerzen beim Wasserlassen oder auch Harnverhalt häufige Begleitsymptome.

Verstopfung als Ursache anderer Erkrankungen

Verstopfung geht übrigens nicht nur mit zahlreichen verschiedenen Symptomen einher, Verstopfung kann auch andere Erkrankungen triggern. Eine kürzlich erschienene Studie weist darauf hin, dass chronische Verstopfung das Risiko für Herzinfarkte, Herzinsuffizienz und Schlaganfälle erhöht. Ein weiterer guter Grund, die Behandlung der Verstopfung aktiv anzugehen.

Der Vorgang der Verdauung

Wie kommt die Verstopfung nun zustande? Reden wir zunächst einmal über die normal funktionierende Verdauung und ihre Störungen.

Die Verdauung ist ein komplexer biologischer Prozess, der es unserem Körper ermöglicht, Nährstoffe aus der Nahrung aufzunehmen und Abfallprodukte abzugeben. Mit der Nahrung nehmen wir Kohlenhydrate, Proteine und Fette auf, die während der Verdauung in kleine Teilchen zerlegt werden, die durch die Dünndarmschleimhaut in den Körper aufgenommen werden können. Unverdauliche Reste werden ausgeschieden.

Funktionierende Verdauung

In diesem Prozess arbeiten mehrere Organe zusammen, um die aufgenommenen Lebensmittel in verwertbare Nährstoffe umzuwandeln. In diesem Kapitel werden wir den Verdauungsprozess im Detail betrachten, damit Sie die Zusammenhänge besser verstehen.

Die Mundhöhle: Der erste Schritt der Verdauung

Diese Verdauung beginnt bereits in der Mundhöhle. Wenn wir essen, kauen wir unsere Nahrung, um sie in kleinere Stücke zu zerkleinern. Dieser mechanische Prozess wird durch die Zähne und die Zunge unterstützt. Während des Kauens wird Speichel von den Speicheldrüsen produziert, der Enzyme wie die stärkespaltende Amylase enthält. Enzyme sind spezielle Proteine, die im Körper ablaufende Reaktionen beschleunigen. Die Amylase beginnt bereits im Mund mit dem Abbau von langkettigen Kohlenhydraten/Zucker, was die spätere

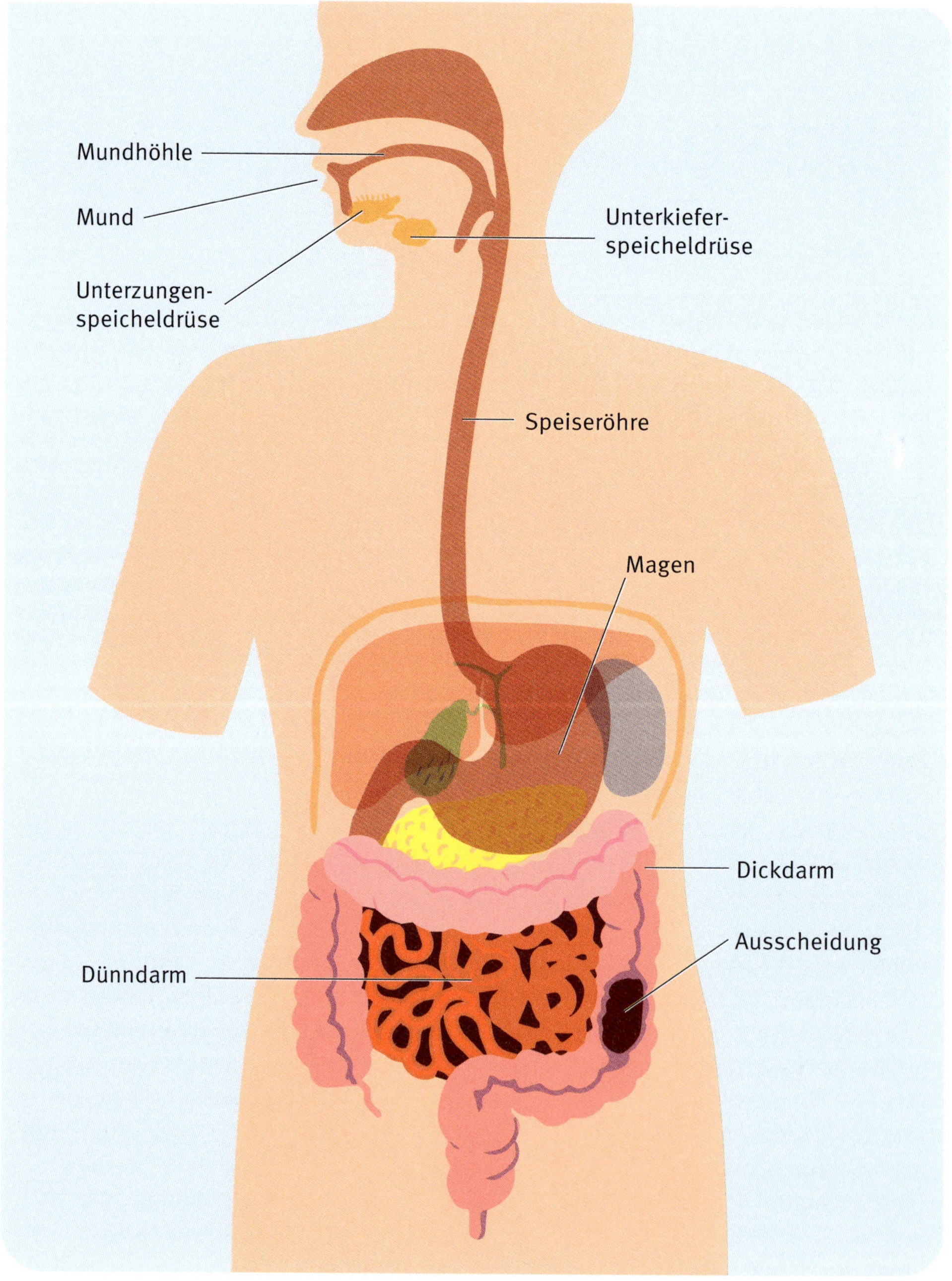
Mundhöhle
Mund
Unterzungen-
speicheldrüse
Unterkiefer-
speicheldrüse
Speiseröhre
Magen
Dickdarm
Ausscheidung
Dünndarm

Verdauung erleichtert. Sie können also aktiv den nachfolgenden Magen-Darm-Trakt entlasten, wenn Sie ausreichend ordentlich und lange genug kauen.

Die Speiseröhre: Transport zur Speiseröhre

Nach dem Kauen wird die Nahrung zu einem weichen Brei geformt und über die Zunge in den Rachen geschoben. Von dort gelangt der Brei in die Speiseröhre, einem muskulären Schlauch, der den Rachen mit dem Magen verbindet. Durch eine rhythmische Bewegung der Muskeln, die als Peristaltik bezeichnet wird, wird die Nahrung in den Magen transportiert, um dort weiter zerkleinert und aufgespalten zu werden.

Der Magen: chemische Verdauung

Im Magen angekommen, wird die Nahrung mit Magensäure und weiteren Enzymen vermischt. Die Hauptbestandteile der Magensäure sind Salzsäure und das Enzym Pepsin, das Proteine abbaut. Die saure Umgebung im Magen tötet Bakterien und Viren ab und aktiviert die Enzyme, die für die Verdauung notwendig sind. Der Magen fungiert auch als Speicher, der die Nahrung für einige Stunden aufbewahren kann, während sie weiter zersetzt und zerkleinert wird. Hier helfen die Speicheldrüsen und die Peristaltik, also die rhythmischen Bewegungen der muskulären Magenwand, mit. Der Magen bringt auch die aufgenommene Nahrung auf Körpertemperatur. Ja, Sie lesen richtig, beim Essen entsteht Wärme, das verbraucht Kalorien. Im nächsten Schritt wird der Mageninhalt in den Dünndarm weitertransportiert. Der Magen ist ca. 20–30 cm lang und kann bis zu 1,6 Liter Inhalt fassen. Die Partikel, die den Magen in Richtung Dünndarm verlassen, sind ca. 1–2 mm groß.

« Verdauungsorgane des Menschen

Der Dünndarm: Ort der Nährstoffaufnahme

Vom Magen gelangt die teilweise bereits verdaute Nahrung in den Dünndarm, der in drei Abschnitte unterteilt ist: Duodenum, Jejunum und Ileum. Der Dünndarm ist der Hauptort der Nährstoffaufnahme. Hier wird die Nahrung weiter mit Enzymen aus der Bauchspeicheldrüse und Galle aus der Leber vermischt. Der Dünndarm hat eine Oberfläche von 200–300 m^2. Die Wände des Dünndarms sind mit kleinen Ausstülpungen, den Zotten, bedeckt, die die Oberfläche vergrößern und die Aufnahme von Nährstoffen in den Blutkreislauf erleichtern.

- Duodenum: Im Duodenum werden die chemischen Prozesse fortgesetzt. Die Bauchspeicheldrüse produziert Enzyme, die Fette, Kohlenhydrate und Eiweiße abbauen. Die Galle, die in der Leber produziert wird, wird in der Gallenblase gespeichert und bei Bedarf freigesetzt, um Fette zu emulgieren, was ihre Verdauung erleichtert.
- Jejunum und Ileum: In diesen Abschnitten finden die meisten Nährstoffaufnahmeprozesse statt.

Ist dies so weit abgeschlossen, werden die Reste, vor allem für uns unverdauliche Ballaststoffe, durch die peristaltischen Bewegungen weiter in den Dickdarm geschoben.

Der Dickdarm: Wasseraufnahme und Abfallbildung

Nachdem die Nährstoffe im Dünndarm aufgenommen wurden, gelangt der verbleibende, unverdauliche Teil der Nahrung in den Dickdarm. Der Dickdarm ist in mehrere Abschnitte unterteilt: Blinddarm mit Wurmfortsatz, Kolon (man unterscheidet mehrere Teile, aufsteigend, quer, absteigend und Sigmoid), Enddarm und Rektum.

Im Dickdarm werden Wasser und Elektrolyte aus dem Nahrungsbrei in den Körper aufgenommen, wodurch der Stuhl geformt und eingedickt wird. Im Dickdarm leben auch viele Bakterien, die sogenannte Darmflora. Heute spricht man vom Mikrobiom. Diese Bakterien spielen eine wichtige Rolle bei der Vergärung/Fermentation von unverdaulichen Nahrungsbestandteilen und der Produktion von Vitaminen, wie beispielsweise Vitamin K und Vitamin B_{12} oder den kurzkettigen Fettsäuren, die wichtig für unser Abwehrsystem sind. Dazu später aber noch mehr.

Zurück bleiben die Stoffe, die wir nicht benötigen oder nicht aufnehmen können, die wir folglich als Stuhlgang, auch Fäkalien oder Faeces genannt, ausscheiden. In diesem Zusammenhang wird immer wieder davon gesprochen, dass der Stuhlgang sogenannte »Schlacken« enthält. Darunter stellt man sich Ablagerungen von unverdaulichen Bestandteilen vor, die im Körper verbleiben und ihn belasten. Solche Schlacken gibt es nicht, Leber und Niere sorgen für eine ausreichende Entgiftung des Körpers. Beim Stuhlgang handelt es sich hauptsächlich um abgestorbene Bakterien und Ballaststoffe.

Die Ausscheidung: Der letzte Schritt

Der letzte Schritt des Verdauungsprozesses ist die Ausscheidung. Der gebildete Stuhl wird im Enddarm, dem Rektum, gespeichert, bis der Körper bereit ist, ihn auszuscheiden. Das erfolgt durch den oben schon erwähnten Inhibitionsreflex, der den inneren Schließmuskel erschlaffen lässt. Durch das weitere unwillkürliche, reflexgesteuerte Zusammenziehen der Enddarmmuskulatur und der Bauchmuskulatur, ggf. in Kombination mit der Bauchpresse, wird der Stuhl durch den After, den Anus nach außen durch den muskulären Beckenboden gedrückt. Der Beckenboden bildet dabei die Halteplatte des Beckens, damit die Bauchorgane nicht nach unten rutschen. Der After wird durch einen äußeren Schließmuskel gesteuert. Die Öffnung des äußeren Schließmuskels erfolgt größtenteils willentlich und kontrolliert. Man kann es also selbst steuern. Sie sehen, die Darmentleerung ist wirklich ein hochkomplexer, teils unwillkürlich, teils willkürlich gesteuerter Prozess, bei dem auch einiges schiefgehen kann.

Steuerung der Verdauung

Die Verdauung ist ein koordinierter Prozess, der sicherstellt, dass unser Körper die Nährstoffe aus der Nahrung aufnimmt, die er benötigt, um zu funktionieren. Vom Mund über den Magen und den Dünndarm bis hin zum Dickdarm und zur finalen Ausscheidung arbeiten verschiedene Organe und Enzyme zusammen, um der Nahrung die verwertbaren Nährstoffe zu entnehmen und verbleibende Abfallprodukte effizient zu eliminieren.

Wichtig ist hierbei vor allem die Peristaltik, die koordinierten Darmbewegungen, die durch das Darmnervensystem, das enterische Nervensystem, gesteuert wird. Diese kann nicht direkt willentlich beeinflusst werden, sondern läuft autonom und unwillkürlich ab. Heute geht man davon aus, dass Fehlfunktionen dieses Nervensystems für einen erheblichen Teil der Verstopfungskrankheiten verantwortlich sind. Ein grundlegendes Verständnis, wie unsere Verdauung funktioniert, kann demnach helfen, gesunde Ernährungsgewohnheiten zu fördern und Verdauungsprobleme zu vermeiden.

Der peristaltische Reflex

Der peristaltische Reflex läuft autonom, also nicht beeinflussbar, ab und sorgt dafür, dass Darminhalt ausreichend rasch vom Anfang des Darms bis zum Ende des Darms transportiert wird. Hierbei koordinieren die Nervenzellen den Ablauf des peristaltischen Reflexes und die Muskelzellen, die dann den Darminhalt vorantreiben.

Der peristaltische Reflex wird vor allem durch die Anwesenheit von Darminhalt ausgelöst. Wenn die Darmnerven Inhalt spüren, dann kontrahiert sich die Darmmuskulatur oberhalb des Darminhalts, damit der Inhalt vorangeschoben wird. Gleichzeitig erschlafft die Darmmuskulatur unterhalb des Darminhalts, damit der Weg frei wird. Die Kraft, die dabei aufgewendet wird, ist unter anderem abhän-

Peristaltischer Reflex mit wellenförmiger Kontraktion/Anspannung hinter dem Bolus und Relaxation/Entspannung vor dem Bolus

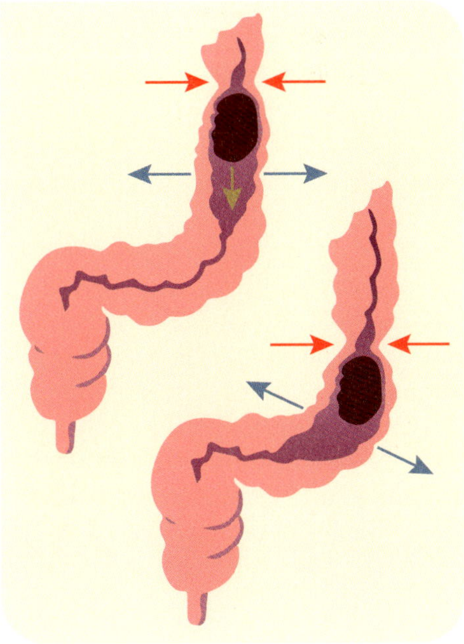

gig von der Menge des Darminhaltes, also dem Volumen. Mehr Darminhalt bedeutet mehr Kraft, und weniger Darminhalt bedeutet weniger Kraft. Dies erklärt gut, weshalb es so wichtig ist, ausreichend Darminhalt zu haben. Allein schon, um den peristaltischen Reflex auszulösen und zu kräftigen, bedarf es einer Mindestmenge an Volumen. Wie Sie mit Ballaststoffen die Menge des Darminhalts und damit den peristaltischen Reflex physiologisch und eigenverantwortlich steigern können, erfahren Sie im Kapitel »Die Mischung machts« (Seite 65).

Der gastrokolische Reflex

Ein weiterer in diesem Zusammenhang sehr wichtiger Reflex ist der gastrokolische Reflex, der Magen-Dickdarm-Reflex. Dieser Reflex ist ein physiologischer Mechanismus, der die Aktivität des Dickdarms in Reaktion auf die Nahrungsaufnahme stimuliert. Wenn Nahrung in den Magen gelangt, sendet der Magen über Nervenzellen Signale an den Darm, insbesondere an den Dickdarm, um die Verdauung zu fördern, den Darmtransit zu beschleunigen und um den Stuhlgang und die Entleerung zu unterstützen. Dieser Reflex ist besonders ausgeprägt bei der ersten Nahrungsaufnahme des Tages, weshalb viele Menschen nach dem Frühstück das Bedürfnis verspüren, zur Toilette zu gehen. Das ist also völlig normal und notwendig.

Der gastrokolische Reflex wird durch die Dehnung des Magens, die Freisetzung von Hormonen wie Gastrin und Cholecystokinin (CCK) sowie von Nervenimpulsen über den Vagusnerv (einem Teil des vegetativen Nervensystems) ausgelöst. Gastrin fördert dabei insbesondere die Magenmotilität, also die Magenbewegungen, sowie die Produktion von Magensäure, während CCK die Kontraktion der Gallenblase anregt und dadurch vor allem die Verdauung von Fetten unterstützt. Diese Signale sorgen auch dafür, dass der Dickdarm aktiv wird und die dort gespeicherten Inhalte in Richtung Enddarm transportiert werden, um Platz für Neues zu schaffen.

Störungen des gastrokolischen Reflexes können zu verschiedenen Magen-Darm-Problemen führen. Hierzu zählen sowohl Verstopfung, wenn er zu schwach ist, als auch Durchfall, wenn der Reflex zu stark ist. Sicher kennen Sie Menschen in Ihrem Umfeld, die oft schon während oder kurz nach einer Mahlzeit, auf die Toilette verschwinden. Nun kennen Sie den Grund hierfür, der gastrokolische Reflex ist bei diesen Menschen voll im Gange.

Störungen der Verdauung

Was löst nun aber Verstopfung aus? Was sind die Ursachen? Selbstverständlich kann bei der Verdauung an mehreren Stellen auch mal etwas schieflaufen. Daraus entstehen verschiedene Arten der Verstopfung. Legt man das zeitliche Kriterium zugrunde, unterscheidet man chronische Verstopfung, die länger als drei Monate besteht, von akuter Verstopfung.

Akute und chronische Verstopfung

Die akute Verstopfung tritt oft in bestimmten Situationen auf, z. B. nach Operationen mit anschließender Bettruhe und wenig Bewegung, und verschwindet zumeist von alleine wieder, wenn sich die Situation und der Bewegungsumfang wieder verbessert. Diese Form der Verstopfung braucht meistens keine oder nur wenige Medikamente zur Behandlung. Daher wollen wir uns damit gar nicht lange aufhalten.

Die chronische Verstopfung ist hingegen ein im wahrsten Sinne des Wortes ein hartnäckiges Problem. Es gibt viele

Formen der Verstopfung

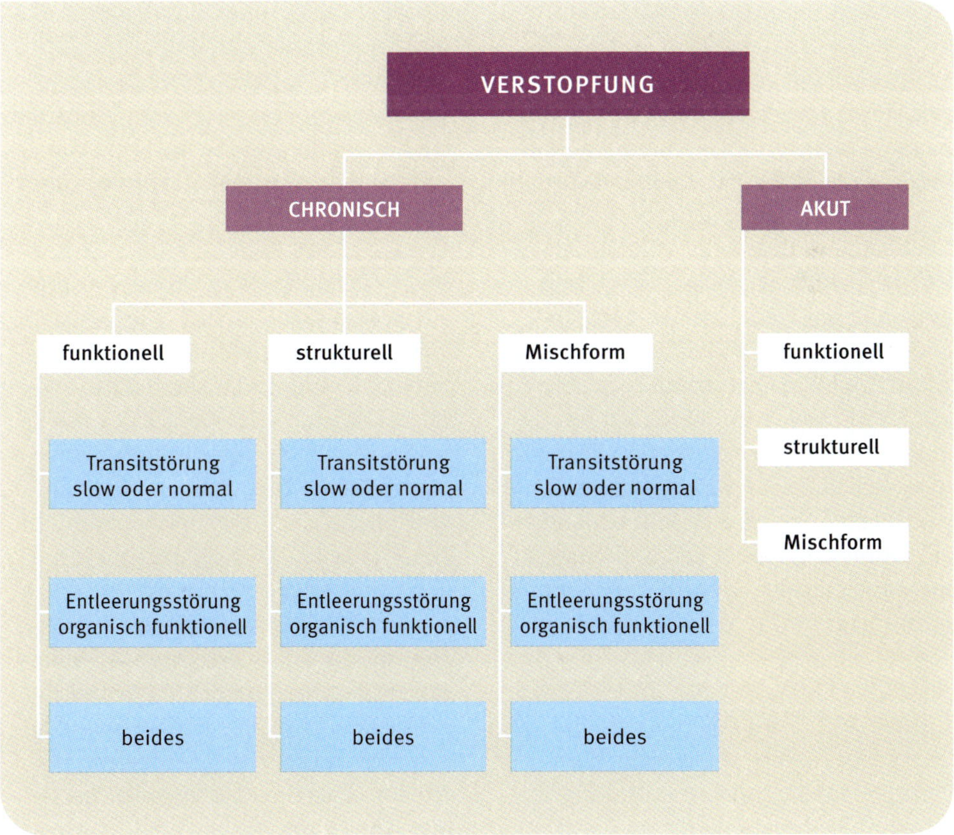

Gründe hierfür, die bislang nur teilweise verstanden sind. Im Gegensatz zur akuten Verstopfung, die schnell wieder verschwinden kann, kann eine chronische Verstopfung sehr belastend sein und die Lebensqualität der Betroffenen stark einschränken.

Die meisten Menschen mit chronischer Verstopfung haben eine Verstopfung mit normaler Kolontransitzeit. Das bedeutet, dass es keine sichtbaren körperlichen oder chemischen Probleme gibt, die die Verstopfung erklären und auch die Passage des Speisebreis und der Fäkalien nicht oder allenfalls minimal verzögert ist. Man spricht dann von sogenannter funktioneller Verstopfung. Dies betrifft ca. 60 % der Patienten mit chronischer Verstopfung. Bei etwa 25 % der Patienten mit funktioneller Verstopfung ist auch die Transitzeit verzögert. Nun wird es etwas komplizierter, denn außer dem zeitlichen Kriterium und den organischen oder nichtorganischen Ursachen, kann man Verstopfung auch darin unterscheiden, wo das Problem liegt, also ob es sich um einen verlangsamten Transit oder eine Entleerungsstörung handelt. Sie sehen schon, die Ursachenfindung ist manchmal nicht so einfach, auch für uns Ärzte nicht.

Entleerungsstörung

Von der klassischen Verstopfung abzugrenzen sind die Entleerungsstörungen, die ähnliche Symptome aufweisen, aber in Ursachen, Diagnostik und Therapie andere Herangehensweisen benötigen. Normalerweise funktioniert die eigentliche Stuhlentleerung durch das Zusammenspiel von verschiedenen Muskeln, die sich anspannen und entspannen, je nach Bedarf.

Wenn das nicht gut funktioniert, spricht man von Entleerungsstörungen, den sogenannten Defäkationsstörungen. Bei Erwachsenen kann das an körperlichen Problemen oder an einer schlechten Koordination der Muskeln beziehungsweise der Nerv-Muskel-Interaktion liegen. Man spricht, wenn das Zusammenspiel nicht funktioniert, auch von einer Beckenbodendyssynergie. Etwa 25 % der Menschen mit Verstopfungsproblemen sind von den verschiedenen Formen der Entleerungsstörungen betroffen.

Die Ursachen für diese Entleerungsprobleme sind sehr vielfältig. Zahlreiche dieser Entleerungsstörungen sind anatomisch bedingt, manche sind neurologischer oder psychischer Natur, manche sind sogar auf erlerntes Fehlverhalten zurückzuführen. Bei den anatomisch bedingten Ursachen sind Taschenbildungen wie Rektozelen, Einstülpungen wie Invaginationen oder verschiedenste Formen der Beckenbodensenkungen zu erwähnen. Bei den erlernten Störungen hingegen entspannen sich die Muskeln nicht richtig oder werden paradoxerweise angespannt, was den Stuhlgang dann erschwert. Dazu im Kapitel »Toilettentraining« (Seite 106) mehr.

Um festzustellen, ob jemand eine Entleerungsstörung hat, müssen bestimmte Kriterien erfüllt sein und es müssen Anomalien bei speziellen Tests festgestellt werden. Hierzu werden Sie im Kapitel »Der Gang zum Arzt« (Seite 40) noch mehr erfahren.

Slow-Transit-Verstopfung

Des Weiteren gibt es eine Verstopfungsform mit messbar verlangsamter Darmpassage, die sogenannte Slow-Transit-Verstopfung, auf Deutsch langsame Transitverstopfung. Etwa 15 % der Menschen mit Verstopfung sind hiervon betroffen. Diese verlangsamte Darmpassage kann einerseits durch eine Fehlfunktion des autonomen Nervensystems zustande kommen oder es gibt Probleme bei der Kommunikation zwischen dem zentralen Nervensystem (ZNS) und dem enterischen Nervensystem (ENS). Das ENS ist das eigenständige Nervensystem des Darms. Wenn diese Kommunikation gestört ist, kann das die Darmfunktion sehr stark beeinträchtigen. In selteneren Fällen können Erkrankungen der glatten Muskulatur im Darm ursächlich sein. Solche Erkrankungen werden enterische Myopathien genannt. Wenn die koordinierte Nervenfunktion oder die glatte Muskulatur im Darm nicht richtig funktionieren, kann der Darminhalt nicht richtig und schnell genug durch den Darm bewegt werden. Hierdurch kommt es zur verzögerten Passage, man spricht von einem sogenannten trägen Darm.

Sonderfall Anorexie – der Darm im Winterschlaf

Bei der Anorexie, also bei der Magersucht, sind Darmträgheit und Verstopfung ein regelmäßiges Problem. Aufgrund der bei Anorexie stark reduzierten Nahrungsaufnahme ist der Darm weniger gefüllt und der Antrieb für den peristaltischen Reflex, die Darmfüllung, ist chronisch reduziert. Aufgrund der reduzierten Nahrungsaufnahme hat der Darm dauerhaft weniger zu tun, was dazu führt, dass die Darmfunktionen reduziert, teilweise sogar sehr stark reduziert sind. Man könnte fast behaupten, dass aufgrund der fehlenden Inanspruchnahme der Darm in eine Art »Winterschlaf« übergeht.

Eine durch Anorexie in die Minderfunktion verschobene Darmbeweglichkeit ist kein medizinisch einfaches Problem, sondern bedarf eines vorsichtigen Wiedererwachens. Die anorektische Darmträgheit ist ein bedeutendes Problem, auch in Zusammenhang mit dem Refeeding-Syndrom, das bei Steigerung der Nahrungsaufnahme auftritt. Ein zu schneller Kostaufbau führt zu einer massiven Blutsalzverschiebung. Auf zellulärer Ebene kommt es zu einem Totalausfall. Das Refeeding-Syndrom bei schwer anorektischen Patienten kann sogar tödlich enden, sodass eine konsequente ernährungsmedizinische Begleitung bei der Behandlung dieser Form der Verstopfung erforderlich ist. Bei der Verstopfung im Zusammenhang mit einer Anorexie handelt es sich meist um eine reine Transitstörung.

Entleerung: Reflexe und Automatismen

Bei der Regulation der Entleerung sind vor allem zwei Mechanismen regulierend ausschlaggebend. Der Enddarm hat zwei Schließmuskeln, den inneren und den äußeren Schließmuskel.

Zum einen ist zur Regulation der Schließmuskeltätigkeit die Enddarmfüllung ausschlaggebend. Die Enddarmfüllung wird von Nervenzellen wahrgenommen und lässt das Gefühl entstehen, dass der Gang zur Toilette angebracht wäre. Auf der Toilettenschüssel sitzend kann dann die Entleerung durch die willentliche Erschlaffung des äußeren Schließmuskels stattfinden.

Zusammenspiel von innerem und äußerem Sphinkter bei der Entleerung

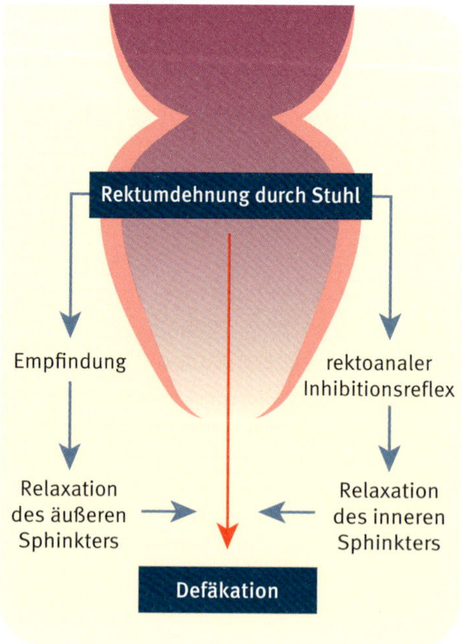

Ein weiterer wichtiger Reflex, der rektoanale Inhibitionsreflex, läuft hingegen unbemerkt im Hintergrund ab, ist aber stark mit dem Gefühl von Stuhldrang verbunden. Wenn sich der Enddarm füllt, kommt es langsam zunehmend zu einer durch Nervenzellen gesteuerten, zunächst nicht spürbaren Öffnung des inneren Schließmuskels. Dadurch rutscht der Enddarminhalt immer tiefer an den After heran. Dies erhöht dann im Enddarmbereich das Stuhldrangsgefühl und signalisiert uns die Dringlichkeit. Aber keine Panik, der äußere Schließmuskel ist viel kräftiger als der innere Schließmuskel und ist kräftig genug, um die Kontinenz zu erhalten. Dies ist der Grund, weshalb Menschen mit Kotsteinen berichten, dass sie inkontinent sind. Eine Beobachtung, die manch einen dazu verleitet, anzunehmen, es läge eine Durchfallerkrankung vor.

Das Stuhldrangsgefühl ist ein sehr wichtiges Signal unseres Körpers, das nicht regelmäßig oder dauerhaft unterdrückt werden sollte. Das regelmäßige Unterdrücken der Entleerung kann eine Mitursache von Verstopfung sein, da der Enddarm durch solche Verhaltensweisen quasi erlernt, Stuhl eher zurückzuhalten. Diese Veränderung kann langfristig zu einer Entleerungsstörung führen. Eine regelmäßige Unterdrückung des Stuhldranges sollte also vermieden werden.

Ursachen der chronischen Verstopfung

Jetzt haben Sie schon viel über die verschiedenen Symptome und die Verdauungsorgane erfahren. Klar ist, dass es nicht nur eine Ursache für Verstopfung gibt.

Die gelegentliche akute Verstopfung, die beispielsweise auf Reisen, bei starker Hitze, nach Verzehr von verstopfenden Lebensmitteln oder aufgrund anderer Alltagsunregelmäßigkeiten auftritt, trifft jeden im Laufe des Lebens. Bei der chronischen Verstopfung hingegen geht es um die regelmäßige und dauerhafte Verstopfung. Die Identifizierung der potenziellen Auslöser ermöglicht eine gezieltere Therapie, bei der zunächst die behandelbaren Ursachen beseitigt werden und dann Restsymptome mit anderen Maßnahmen therapiert werden.

Eine Verstopfung wird selten durch eine einzelne Ursache verursacht. Meist kommen mehrere Faktoren zusammen, die im Zusammenspiel das Fass irgendwann sprichwörtlich zum Überlaufen bringen. Dies wird medizinisch multifaktorielle Entstehung genannt. Dies ist in der Medizin sehr häufig, denn wenn es mal nicht so gut läuft, läuft es meist an mehreren Stellen nicht so gut.

Interessant ist in diesem Zusammenhang, dass die typischen Faktoren, die man als Laie vielleicht kennt, wie geringe Flüssigkeitsaufnahme, mangelnde Bewegung oder auch Unterdrückung des Stuhlgangs sowie Veränderung der Lebensumstände (Übernachtung bei Freunden, Reisen), in wissenschaftlichen Untersuchungen nicht als alleinige Auslöser identifiziert werden konnten. Man geht heute davon aus, dass diese Faktoren erst im Zusammenhang mit einer gewissen Veranlagung eine chronische Verstopfung auslösen können. Wir nennen solche Faktoren daher Triggerfaktoren.

Primäre Ursachen

Verstopfung kann durch sehr verschiedene Auslöser verursacht werden, die medizinisch in primäre und sekundäre Ursachen unterteilt werden. Die primären Ursachen sind die häufigsten Auslöser für Verstopfung. Diese primären Ursachen umfassen

- die kolonischen Faktoren, die direkt den Dickdarm betreffen,
- Ursachen am Entleerungsapparat, die zu den sogenannten Entleerungsstörungen führen, und
- die individuelle Ernährungsweise und der Lebensstil. Eine unzureichende Zufuhr von Ballaststoffen und eine ungenügende Trinkmenge, ein ungünstiges Essverhalten sowie ein verstopfungsfördernder Lebensstil können die Darmfunktion sehr negativ beeinflussen.

Kolonische Faktoren

Bei den primären kolonischen Faktoren werden organische Faktoren, bei denen der Dickdarm morphologisch verändert ist, und funktionelle Faktoren, bei denen die Funktion verändert ist, es aber kein organisches Korrelat gibt, unterschieden.

Allen kolonischen Faktoren gemein ist, dass sie die Transportgeschwindigkeit, die Motilität, also die Darmbewegung, die Sekretion von Flüssigkeiten und somit die Stuhlfestigkeit, die Stuhltextur, verändern. Sehr wichtig ist hierbei auch die Unterscheidung in Verstopfung bei normalem Kolontransit (bis 3 Tage) und Verstopfung vom verlangsamten Transit (> 3 Tage). Diese Differenzierung kann unter anderem mit einem Hinton-Test (Seite 46) festgestellt werden, der unter Diagnostikmaßnahmen noch näher besprochen wird. Sowohl der morphologische als auch der funktionelle Teil der Ursachen wird auch durch die normalen Alterungsprozesse verursacht, ein Grund, weshalb Verstopfung im Alter häufiger ist und im Laufe des Lebens zunimmt.

Medizinisch sind bei den primären kolonischen Faktoren folgende Unterscheidungen möglich:

- Anatomische Varianten, wie ein zu langer und schlingenreicher Dickdarm, können zum Beispiel mit einer Darmspiegelung erkannt werden und sind häufig Ursache einer lebenslangen Verstopfung (siehe Dolichokolon, Seite 34).
- Erkrankungen der Darmnerven, die die Transportgeschwindigkeit kontrollieren, werden enterische Neuropathien genannt. Hierzu zählen auch verschiedenste Erkrankungen, bei denen das enterische Nervensystem eingeschränkt und defizitär angelegt ist, und somit in der Funktion gestört ist, oder im Laufe des Lebens durch Nervenentzündung oder Nervenzelluntergang beeinträchtigt wird.
- Ebenso werden Muskelerkrankungen der Darmmuskulatur zu den kolonischen Faktoren gezählt. Diese werden enterische Myopathien genannt und können nur den Dickdarm oder den gesamten Darm betreffen und sind teil-

weise den Autoimmunerkrankungen zuzurechnen.
- Neben diesen Ursachen gibt es noch weitere primäre kolonische Erkrankungen, deren Ursache derzeit noch unklar ist, wie beispielsweise das Fehlen der Schrittmacherzellen im Dickdarm. Derartige Ursachen werden idiopathische, also unbekannte Ursachen genannt.

Bei den meisten dieser Ursachen gibt es nicht immer eine Therapie, die die Ursache beseitigt, vor allem, wenn die Nerven, die Muskulatur oder Anatomie betroffen ist. Dann gilt es in der Therapie, die Symptome zu bekämpfen, dies wird symptomatische Therapie genannt.

Schrittmacherzellen Am Darm gibt es, wie am Herzen, Schrittmacherzellen, die die Kontraktionen des Darms, den Schließmuskel und den peristaltischen Reflex regulieren. Diese Zellen werden nach ihrem Entdecker Cajal-Zellen genannt. Diese Cajal-Zellen erzeugen spontane unterschwellige Potenziale, die den Darm dauerhaft in Bewegung halten, auch wenn wir gerade mal nichts essen. Diese regelmäßigen und dauerhaften Potenziale der Cajal-Zellen werden slow waves, langsame Wellen, genannt und regulieren vor allem die Basisaktivität des Darmes. Durch diese Basisaktivität bleiben beispielsweise Schließmuskel geschlossen. Ohne eine derartige Basisstimulation würden diese Schließmuskeln aufgehen und das möchte, außer auf der Toilettenschüssel, wirklich niemand. Wie das Herz jeden Tag unbemerkt 24/7 schlägt, arbeitet auch der Darm rund um die Uhr.

Dolichokolon Bei manchen Menschen ist der Dickdarm im Sinne einer anatomischen Normvariante verlängert und schlingenreicher als erforderlich. Betrifft diese Verlängerung nur das Sigma, spricht man von einem Sigma elongatum, betrifft die Verlängerung den gesamten Dickdarm, spricht man von einem Dolichokolon. Sigma elongatum und Dolichokolon sind Normvarianten, die keinen zwangsläufigen Krankheitswert haben. Beide

Primäre Ursachen der Verstopfung

Einteilung	Beispiele
anatomische Varianten	Dolichokolon Sigma elongatum Darmatresie Enteroptose Divertikulose
enterische Neuropathien	Morbus Hirschsprung Auslöser Diabetes mellitus Multiple Sklerose Morbus Parkinson Querschnittslähmung Autonome Neuropathie Intestinale Pseudoobstruktion
enterische Myopathien	Familiäre viszerale Myopathie Kollagenosen Amyloidose Muskeldystrophien
idiopathische/unbekannte Ursachen	

Varianten können aber aufgrund der Verlängerung der Passagezeit und der Erschwerung der Passage durch die zusätzlichen Schlingen zu hartnäckiger Verstopfung führen. Da es sich bei anatomischen Varianten um dauerhafte Phänomene handelt, sind Therapiemaßnahmen gerade in diesen Fällen sehr konsequent und dauerhaft anzuwenden. Eine operative Verkürzung oder Begradigung ist nur in sehr seltenen Fällen erforderlich, kann aber in Einzelfällen erwogen werden.

Entleerungsstörungen

Die zweite große Gruppe der primären Ursachen sind die Entleerungsstörungen. Streng genommen handelt es sich dann aber nicht um eine klassische Verstopfung, sondern um eine führende Entleerungsstörung, die medizinisch mit anderen Maßnahmen diagnostiziert und behandelt wird. Die Überlappung der beiden Krankheitsbilder im Alltag ist aber sehr groß, sodass die Abgrenzung nicht immer ausreichend sicher möglich ist, oder sogar beides zeitgleich behandelt werden muss.

Entleerungsstörungen

Einteilung	Beispiele
organische Entleerungsstörungen	Beckenbodensenkung Rektumprolaps Enterozele, Rektozele defekter Schließmuskel, z. B. nach OP defekte Nervenversorgung, z. B. nach OP anorektale Fehlbildung Intussuszeption reduzierte Rektumcompliance
funktionelle Entleerungsstörungen	Beckenbodendyssynergie Anismus Beckenbodenspastik rektale Hyposensitivität Idiopathische Inertia recti gestörte zentrale autonome Innervation

Unter den Entleerungsstörungen finden sich organische Erkrankungen, bei denen die Organfunktion des Entleerungsapparats beeinträchtigt ist, wie Schließmuskelprobleme, Beckenbodensenkungen, Beckenbodenhernien oder verschiedene Formen der Taschenbildungen, wie beispielsweise eine Rektozele. Daneben zählen Funktionsstörungen, wie die Beckenbodendyssynergie, der Anismus und die rektale Hyposensitivität, bei denen Wahrnehmung oder Koordination der Entleerung nicht korrekt ablaufen, auch zu Störungen der Entleerung.

Eine chronische Entleerungsstörung, die nicht behandelt ist, kann übrigens in Folge eine sekundäre Transitstörung verursachen. Der Darm wird automatisch träger. Diese sekundären Formen der chronischen Verstopfung können auch entstehen, wenn die physiologische Stuhlentleerung und die Darmgasentleerung über lange Zeiträume zu häufig unterdrückt werden.

Das genaue Erfassen der führenden Funktionsstörungen ist wichtig, um zu verstehen, wo genau das Problem liegt. Vielfach handelt es sich bei der Verstopfung um eine Kombination aus mehreren Faktoren, die sich teilweise bedingen. Diese Ursachenerfassung ist deswegen so wichtig, da sich die Therapie an den identifizierten Funktionsstörungen orientiert.

Ernährung

Die Ernährung hat einen großen Einfluss auf die Stuhltextur, der vielen nicht bekannt ist und oftmals unterschätzt wird. Als Verursacher von Verstopfung durch klinische Studien gut belegt sind schwarzer Tee, Bananen und Schokolade sowie eine ballaststoffarme Ernährung. Verschiedene Lebensmittel können bei manchen Menschen zu festem Stuhl führen, insbesondere, wenn sie in großen Mengen konsumiert werden. Bei Verstopfung empfehlen wir Ihnen, die in der Tabelle aufgeführten Lebensmittel mengenmäßig zu reduzieren.

Lebensmittel, die zu hartem und festem Stuhlgang führen

Lebensmittel	Beschreibung
unreife Bananen	enthalten Pektin, das den Stuhl festigen kann
weißer Reis	gilt als bindendes Lebensmittel, das den Stuhl verfestigen kann
Kartoffeln	insbesondere in ihrer ungeschälten Form können sie den Stuhl festigen
Brot aus Weißmehl	enthält weniger Ballaststoffe und kann den Stuhl härter machen
Käse	hoher Fett- und Eiweißgehalt kann den Stuhl festigen
Schokolade	kann bei manchen Menschen den Stuhl verfestigen
rotes Fleisch	hoher Eiweißgehalt und wenig Ballaststoffe können zu festem Stuhl führen
hartgekochte Eier	hoher Eiweißgehalt kann den Stuhl festigen
frittiertes Essen	hoher Fettgehalt kann die Verdauung beeinflussen und den Stuhl härter machen
Karotten	durch den hohen Pektingehalt festigen sie den Stuhl

Sekundäre Ursachen

Zahlreiche Erkrankungen haben als Begleitsymptome Darmträgheit, härteren Stuhlgang und Verstopfung. Deswegen nennt man diese Erkrankungen sekundäre Ursachen der Verstopfung.

Zu diesen Erkrankungen zählen endokrine Erkrankungen wie die Schilddrüsenunterfunktion (Hypothyreose), Störungen im Kalziumstoffwechsel (Hyperparathyreoidismus und Hyperkalzämie), die Zuckerkrankheit (Diabetes mellitus) sowie Kaliummangel oder die Porphyrie. Schilddrüsenerkrankungen und Zuckerkrankheit sind in Zusammenhang mit Verstopfung häufige mitauslösende Ursachen. Bei der Zuckerkrankheit sind mehrere Verstopfungsauslöser zu beachten. Sowohl akute Blutzuckerspitzen (Hyperglykämie) als auch chronische Veränderungen, wie der Diabetes assoziierte Nervenschaden (diabetische Neuropathie, siehe enterische Neuropathie), sind häufige Verstopfungsursachen.

Sekundäre Verstopfung umfasst auch hormonelle Ursachen. Hierzu zählen die Schwangerschaft, insbesondere das dritte Schwangerschaftsdrittel, im Menstruationszyklus die zweite Zyklushälfte, die Wechseljahre und Erkrankungen wie Beckenbodensenkung nach mehreren vaginalen Geburten oder Endometriose.

Sekundäre Verstopfungsursachen finden sich auch bei zahlreichen neurologischen Krankheitsbildern wie Morbus Parkinson, der multiplen Sklerose (MS), Schlaganfall, Demenzerkrankungen, der Neu-

Sekundäre Ursachen der Verstopfung

Betroffene Organsysteme	Erkrankungen im Detail
endokrine Erkrankungen	Hypothyreose Hyperparathyreoidismus (Hyperkalzämie) Zuckererkrankung/Diabetes mellitus
hormonelle Ursachen	Schwangerschaft (3. Trimenon) Zyklus (2. Zyklushälfte) Menopause/Wechseljahre
neurologische Erkrankungen, zentrales Nervensystem	Morbus Parkinson Multiple Sklerose zerebrovaskuläre Erkrankungen (Apoplex, Demenz) Morbus Recklinghausen (Neurofibromatose) Tabes dorsalis
neurologische Erkrankungen, peripheres Nervensystem	autonome Neuropathie (Diabetes mellitus) Polyneuritis Guillain-Barré
neurologische Erkrankungen, traumatisch	Rückenmarksquerschnitt Läsion vegetativer Nervengeflechte (Beckenoperationen)
systemische Erkrankungen	systemische Sklerodermie Amyloidose
Elektrolytstörungen	Kaliummangel Porphyrie
Reizdarmsyndrom	Verstopfungstyp (RDS-O)

rofibromatose Recklinghausen, der Tabes dorsalis, traumatischen Nervenläsionen wie dem Rückenmarksquerschnitt und vielen weiteren.

Auch systemische Bindegewebserkrankungen wie Kollagenosen, die systemische Sklerodermie, die Amyloidose oder das Ehlers-Danlos-Syndrom führen zur Verstopfung. Bei der Bindegewebserkrankung Ehlers-Danlos-Syndrom ist die Enteroptose, also das Herunterrutschen des gesamten Darms in das Becken, eine gefürchtete Verstopfungsursache.

Darüber hinaus sind höheres Alter, Bettlägerigkeit, Neuropathien und anatomische Varianten und postoperative Zustände als Verstopfungsursachen häufig. Eine Auflistung der häufigen sekundären Ursachen für eine Verstopfung finden Sie in der Tabelle.

Auch bei den sekundären Ursachen muss zunächst die zugrundeliegende Erkrankung behandelt werden. Dies ist jedoch nicht immer möglich, dann gilt es, auch hier symptomatisch, also nicht ursächlich an die Verstopfungsbeschwerden heranzugehen.

Weitere sekundäre Ursachen

Nicht hilfreiche Verhaltensweisen spielen in der Entstehung von Verstopfung ebenfalls eine Rolle. Zu diesen Verhaltensweisen gehört beispielsweise das Unterdrücken des Stuhlgangs und zu wenig Bewegung, was die Darmtätigkeit weiter einschränken kann. Psychische Erkrankungen, insbesondere stressbedingte Erkrankungen und Angsterkrankungen sowie Essstörungen wie Anorexie oder Bulimie, können ebenfalls zu Verstopfung führen.

Sie sehen also, dass wirklich viele Ursachen eine Verstopfung bedingen können. Sicher können Sie manche dieser Auslöser für sich selbst gleich ausschließen. Sollten Sie sich allerdings bei dem einen oder anderen Punkt unsicher sein, dann sprechen Sie Ihren Hausarzt an.

Eine sehr häufige begleitende Ursache, vor allem für die chronische Verstopfung, ist unser Lebensstil. Eine ballaststoffarme Ernährung ohne ausreichende Wasserzufuhr und zu wenig Bewegung führt nahezu unweigerlich zu einer verzögerten und vielleicht auch schmerzhaften Entleerung des Darmes. Subsummiert wird dieses Verhalten als westlicher, sitzender Lebensstil, der, wie wir heute wissen, vergleichbar ungünstig auch für andere Bereiche unseres Körpers ist. Der sitzende Lebensstil wird auch als das neue Rauchen bezeichnet, da genauso schädlich. Unser Stuhlgangsmuster kann dafür ein erster Indikator sein.

Medikamente als Ursache einer Verstopfung

Eine häufige Ursache sind Nebenwirkungen von Medikamenten. Hier erfahren Sie, was Sie beachten sollten und welche Alternativen es gibt.

Zahlreiche Medikamente können als Nebenwirkung Verstopfung verursachen, darunter opiathaltige Schmerzmittel, das Schmerzmedikament Ibuprofen, verschiedene sogenannte anticholinerge Antidepressiva wie Amitriptylin und Fluoxetin sowie Säureblocker und Eisenpräparate. Auch Antihistaminika, Blutdruckmedikamente wie Verapamil und Betablocker, Antipsychotika wie Clozapin und Olanzapin, Medikamente gegen Krampfanfälle und Übelkeit, wie Ondansetron, sowie entwässernde Medikamente können zu Verstopfung führen. In der Tabelle finden Sie Hinweise, was bei den verschiedenen Medikamentennebenwirkungen zu tun ist. Man muss nicht immer gleich das Medikament absetzen.

Sonderform Opioid-induzierte-Verstopfung (OIC)

Die Opioid-induzierte-Verstopfung stellt eine Sonderform der sekundären durch Medikamente verursachten Verstopfung dar. Schmerzmedikamente vom Opium-Typ bewirken durch Opiatwirkung im Gehirn eine Linderung von Schmerzen. An Darmnerven gibt es aber ebenfalls Opiatrezeptoren. Wenn diese Rezeptoren durch Opioid-Schmerzmedikamente erregt werden, wird die Darm-Peristaltik verlangsamt, werden die Schließmuskeln stärker verschlossen, wird die Sekretion von Flüssigkeit in den Darm reduziert und es kommt zu einer hartnäckigen Verstopfung. Da es sich bei dieser Nebenwirkung nicht um eine unspezifische Nebenwirkung, sondern um eine spezifische Rezeptor-vermittelte Nebenwirkung handelt, kann sie nur mit gegenspielenden Medikamenten behandelt werden. Diese speziellen Medikamente sind nur bei dieser Opioid-induzierten Verstopfung wirksam und werden im Therapiekapitel besprochen. Die Opioid-induzierte Verstopfung endet mit Beendigung der auslösenden Medikamente. Da das Beenden aber nicht immer so einfach möglich ist, sind die OIC-Medikamente in diesen Fällen bedeutende Hilfsmittel.

Den eigenen Medikamentenplan beachten

Hier lohnt sich der Blick in den eigenen Medikamentenplan. Sollte in der folgenden Tabelle ein Medikament dabei sein und auch noch ein zeitlicher, plausibler Zusammenhang mit Ihren Beschwerden bestehen, gibt es Alternativen, die Sie mit Ihrem Hausarzt besprechen können. Manchmal ist es nicht möglich, Medikamente auszutauschen oder abzusetzen, dann gilt es, die Nebenwirkung konsequent mittels eines Abführmittels zu verbessern. Manchmal hilft es schon, die Dosis zu reduzieren. Das sollten Sie aber mit Ihren Behandlern vorher besprechen. Eigenständig eine Medikation abzusetzen, ist nicht ratsam. Medizin ist übrigens nicht immer linear und wirkt sofort perfekt, manchmal bedarf es eines langsamen Herantastens an die richtige Therapie und Dosierung. Sicher wird der ein oder andere von Ihnen den Beipackzettel eines verschriebenen Medikaments gelesen haben oder auch vom Apotheker seines Vertrauens Hinweise erhalten haben, dass das neu verordnete Medikament zu Verstopfung führen kann. Dies sollte aber kein Grund sein, erst gar nicht mit dem neu verordneten Medikament zu beginnen, da bei Nebenwirkungen immer von statistischen Wahrscheinlichkeiten ausgegangen wird. Es ist nicht sicher, dass Sie auch davon betroffen sein werden.

Medikamenteninduzierte Verstopfung

Medikamente	Abhilfe
Blutdruckmedikamente wie Amlodipin und Clonidin	Umsteigen auf z. B. Ramipril, Candesartan oder Bisoprolol
Trizyklische Antidepressiva wie Amitriptylin	andere Wirkklasse, z. B. Escitalopram
orale Eisenpräparate	moderne orale Eisenpräparate, intravenöse Gabe von Eisen
Antiepileptika, Valproin, Carbamazepin	Abführmittel
Parkinson-Medikamente	Abführmittel
Opiate	Abführmittel, besser PAMORA
Neuroleptika, Quetiapin, Olanzapin, MAO-Hemmer, Diuretika	Abführmittel
Colestyramin, Heilerden	Dosisreduktion
Spasmolytika/Anticholinergika wie Butylscopalamin	Dosisreduktion
Antihistaminika wie Loratadin	Abführmittel
Kalziumhaltige Antazida	Magnesiumhaltige Antazida, Alginate, H2-Blocker, Protonenpumpeninhibitoren

Der Gang zum Arzt

Wann muss man einen Arzt aufsuchen? Auf welche anderen Krankheitszeichen muss man achten?

Verstopfung ist in erster Linie ein Symptom, das gut behandelbar ist, vor allem, wenn man die Ursache kennt. Dennoch gibt es auch Erkrankungen, die mit hartnäckigerer Verstopfung einhergehen, die eine erweiterte Behandlung und vor allem auch diagnostische Maßnahmen erfordern.

Alarmsymptome

Zu den sogenannten Alarmsymptomen, bei denen immer ein Arztbesuch und diagnostische Maßnahmen erforderlich sind, zählen Symptome wie:

- Blut in der Toilettenschüssel oder Blut am Toilettenpapier sowie schwarzer Stuhlgang (Teerstuhl)
- Fieber und Nachtschweiß, bei dem das Nachthemd gewechselt werden muss
- ungewollter Gewichtsverlust und allgemeine Schwäche
- Verstopfung, paradoxerweise abwechselnd mit Durchfall
- neu aufgetretene Verstopfung ab einem Alter > 50 Lebensjahre
- vorangegangene Krebserkrankungen, auch in der Familie
- rasch zunehmende Beschwerden
- bretthartér Bauch und starker Bauchschmerz
- vergrößerte Lymphknoten
- Übelkeit oder schwallartiges, kotartiges Erbrechen

Sollten einzelne dieser Symptome zusätzlich zur Verstopfung vorliegen, sollten Sie unbedingt Ihren Hausarzt aufsuchen, um nach möglichen schwerwiegenderen Ursachen der Verstopfung zu suchen. Denn

Gibt es Gifte und Schlacken im Darm?

Manche Menschen mit Verstopfung sind beunruhigt, ob es durch die Verstopfung zu einer Ansammlung von »Giften und Schlacken« im Darm kommt, die in den Körper gelangen könnten oder dass der Darm platzen könne.
Für die Ausscheidung von »Giften und Schlacken« sind unsere Leber und die Nieren zuständig. All dies ist im Darm nicht der Fall, denn der Dickdarm ist zunächst ein perfektes Ausscheidungsorgan und auch elastisch genug, um große Mengen Darminhalt zu ertragen. Unsere Fäkalien enthalten hauptsächlich abgestorbene Bakterien und Ballaststoffe.
Dies erklärt Ihnen auch, warum sogenannte Entgiftungskuren mit diversen Einläufen überhaupt keinen Sinn ergeben.

diese Krankheitszeichen können ein Hinweis auf eine schwerwiegende Erkrankung bis hin zum Darmkrebs sein. Neben dem Hausarzt sind je nach Fragestellung und potenzieller Ursache auch Fachärzte für Gastroenterologie, Gynäkologie und Proktologie hilfreich.

Unabhängig vom Alter ist es ratsam, den Hausarzt aufzusuchen, wenn die Verstopfung neu aufgetreten ist und Sie ansonsten normalen Stuhlgang haben, wenn Sie schon seit mehreren Tagen gar keinen Stuhlgang mehr hatten oder wenn Sie begleitend starke Schmerzen haben. Auch wenn die Symptome kommen und gehen und länger als drei Wochen bestehen, ist es ratsam, professionelle Hilfe aufzusuchen. Auch familiäre Belastung mit Darmkrebs oder chronisch entzündlichen Darmerkrankungen wie Morbus Crohn oder Colitis ulcerosa sind Gründe, einen Arztbesuch zu erwägen, da dies sogenannte Red Flags, also Warnzeichen sind, die man abklären muss.

Diagnose Verstopfung

Die Diagnose chronische Verstopfung kann anhand von Symptomkriterien sehr gut gestellt werden. Eingesetzt werden hierbei die weiter vorne schon genannten Rom-IV-Kriterien (Seite 14), die als weltweiter Diagnosestandard gelten.

Wie bei jeder Konsultation geht Ihr behandelnder Arzt nach dem bewährten Schema vor: zunächst Erhebung der ausführlichen Krankengeschichte/Anamnese, dann die körperliche Untersuchung und anschließend ggf. Labordiagnostik und apparative Diagnostik. In ca. 80 % der Fälle ist die Anamnese ausreichend, um die richtige Diagnose stellen zu können. Das ist sehr gut untersucht.

Anamnese

Der Hausarzt wird zunächst ein Gespräch mit Ihnen führen, das Anamnese genannt wird und bei dem alle Symptome und Beobachtungen auf den Tisch gehören. Hier ist der Hausarzt auf Ihre Mithilfe angewiesen.

Anhand der Rom-IV-Kriterien kann nach dem Anamnesegespräch die Diagnose Verstopfung ausreichend sicher gestellt werden, das sagt aber noch nichts über die möglichen Ursachen aus. Diese Ursachensuche ist Aufgabe des Hausarztes, der mit einer fokussierten Abklärung das Notwendige organisieren kann und gegebenenfalls auch Laboruntersuchungen und weiterführende Untersuchungen veranlassen wird.

Gerade bei Verdauungsbeschwerden und Stuhlgangsproblemen bestehen auch zahlreiche schamhaft belegte Gesprächsinhalte. Seien Sie ehrlich und berichten Sie alles, was Sie drückt, die Sprechzimmertüre ist beim Vier-Augen-Gespräch geschlossen und die Gesprächsinhalte bleiben durch das Arztgeheimnis vertraulich. Vermuten Sie hingegen bitte auf keinen Fall, dass Ihr Arzt ohne exakte Schilderung Ihrer Probleme Ihre Symptome erraten kann, das kann er nämlich nicht. Unterstützend hilfreich ist es daher, zu diesem Gespräch ein Stuhlgangsprotokoll mitzubringen, in dem Frequenz und

Beispielseite für ein Ernährungs-Lebensstil-Stuhlgangs-Tagebuch

Ernährungs-Lebensstil-Stuhlgangs-Tagebuch

Zeit	Lebensmittel und Getränke inkl. Menge, Zubereitung (roh, gedünstet, gekocht, gebraten, aufgewärmt, geschält)	Beschwerden: welche, wann, Dauer, Schweregrad von 0 (keine) – 10 (sehr stark)	Stärke

Stuhlgang

Uhrzeit	Bristol-Stuhlformen-Typ	Anmerkungen

Aktivitäten, Sport, Stress, Rauchen, sonstige Belastungen

Textur erfasst werden, und in Einzelfällen auch ein Ernährungs-Lebensstil-Stuhlgangstagebuch, um individuelle Muster zu erfassen. Eine gute Datengrundlage erleichtert das weitere Vorgehen enorm.

Zur Vorbereitung auf das Anamnesegespräch ist es auch nützlich, eine Liste der eingenommenen Medikamente und Nahrungsergänzungsmittel vorzubereiten, da zahlreiche Medikamente die Darmfunktion beeinträchtigen und von Ihrem Arzt ggf. durch alternative Wirkstoffe ausgetauscht werden können.

Ebenso ist es hilfreich, sich im Vorfeld Gedanken über mögliche beobachtete Auslöser oder Co-Faktoren zu machen und diese auf einem Notizzettel mitzubringen. Solche individuellen Auslöser sind beispielsweise neue Essgewohnheiten, Ernährungsumstellungen, veränderte Lebensumstände wie Umzug, Schichtarbeit oder Stress. Im Anamnesegespräch wird auch der Stuhlgangstyp nach der Bristol-Stuhlformen-Skala besprochen.

Das Anamnesegespräch kann Ursachen im Bereich des Dickdarms und ursächliche Entleerungsstörungen übrigens sehr spezifisch unterscheiden:

- Typisch für einen verzögerten Transit sind der Beschwerdebeginn schon in der Adoleszenz, seltener harter Stuhlgang, aufgetriebener Bauch, Völlegefühl, Missempfindungen im Bauch, familiäre Häufung und weibliches Geschlecht.
- Auf eine Entleerungsstörung hinweisend sind hingegen repetitiver oder ständiger Stuhldrang, das Gefühl der inkompletten Entleerung, das Gefühl der Blockade bei starkem Pressen trotz weichem Stuhlgang und Stuhldrang, die Notwendigkeit von starkem Pressen, die Notwendigkeit mit den Fingern durch Druck oder durch manuelle Ausräumung nachzuhelfen und fehlende familiäre Häufung.

Abschließend beinhaltet das Anamnesegespräch auch ein Erfragen der seelischen Befindlichkeit und der persönlichen Umstände, wie z. B. Schichtarbeit oder Konflikte, da chronifizierte Bauchbeschwerden nahezu regelmäßig mit der Entstehung psychischer Begleitbeschwerden einhergehen und diese in einem ganzheitlichen Konzept erkannt und wenn notwendig auch mitbehandelt werden sollten.

Bauchuntersuchung und rektale Untersuchung

Nach dem Anamnesegespräch erfolgt eine Untersuchung des Bauches mittels Abhörens der Darmgeräusche und Abtasten des Bauches, ob Widerstände oder Schmerzen beim Drücken vorliegen. Anschließend sollte eine rektale Untersuchung erfolgen, da hiermit Erkrankungen im Enddarmbereich wie Veränderungen der Anatomie, des Schließmuskeldrucks oder rektale Tumore gut erkannt werden können. Diese rektale Untersuchung erfolgt beim Hausarzt und wird lediglich zurückgestellt, wenn zeitnah die Durchführung einer Darmspiegelung geplant ist, bei der diese Untersuchung ohnehin durchgeführt wird.

Ohne Vorliegen von Alarmsymptomen und ohne Symptome, die auf ursächliche weitere Erkrankungen hinweisen, kann das Untersuchungsprogramm nun als beendet gelten und eine symptomorientierte Therapie begonnen werden. Sofern aber Alarmsymptome oder anderweitige, abklärungsbedürftige Befunde vorliegen, können weitere Untersuchungen erforderlich sein.

Spätestens wenn die oben genannten Alarmsymptome vorliegen, sehr starke Beschwerden bestehen oder wenn die Verstopfung auf Basismaßnahmen nicht ausreichend anspricht, sollten weitere Untersuchungen stattfinden.

Laborwerte

Bei der erweiterten Diagnostik von Verstopfung werden verschiedene Untersuchungen durchgeführt, um die potenziellen Ursachen der Beschwerden zu ermitteln. Zunächst erfolgt eine Laboruntersuchung, die mindestens ein Blutbild, Schilddrüsenwerte sowie den C-reaktiven Proteinwert (CRP), der eine Entzündung im Körper anzeigt, umfasst.

Je nach klinischer Situation und Anamnese können weitere Laborwerte angefordert werden, darunter Nierenwerte, Blutsalze sowie Leberwerte. Auch die Lipase und die Pankreas-Amylase werden überprüft, um die Funktion der Bauchspeicheldrüse zu beurteilen. Zudem werden oftmals der Blutzucker und der Langzeitblutzuckerwert bestimmt, um mögliche endokrine Störungen zu erkennen. Blutsalze wie Kalium (Hypokaliämie), Kalzium (Hyperkalzämie) geben Auskunft über Trinkmenge und ausgewogene Ernährung sowie weitere endokrine Störungen.

Stuhl- und Urinuntersuchungen

Ein weiterer wichtiger Bestandteil der Diagnostik ist die Untersuchung von Stuhlproben auf Calprotectin, das Hinweise auf entzündliche Prozesse im Darm geben kann und auf Elastase, die Auskunft über die Bauchspeicheldrüse gibt. Mikrobielle Untersuchungen in Zusammenhang mit der Verstopfung sind nicht erforderlich, da diese Erkrankungen führend mit Durchfall einhergehen. In Einzelfällen kann eine Urinuntersuchung durchgeführt werden, um weitere Informationen über den Gesundheitszustand des Patienten zu erhalten, oder weil der Patient zeitgleich unter schmerzhaftem Wasserlassen leidet.

Ultraschall

Zusätzlich zur Laboruntersuchung wird spätestens, wenn auch Bauchschmerzen bestehen, beim Hausarzt eine Ultraschalluntersuchung (Sonografie) des Bauches durchgeführt. Diese Untersuchung hilft dabei, strukturelle Veränderungen, die mit ähnlichen Beschwerden im Bauchraum einhergehen, wie beispielsweise das Gallensteinleiden, zu erkennen. Sehr versierte Kollegen können im Ultraschall eine Darmentzündung, eine Divertikelkrankheit oder Hinweise auf einen Darmverschluss erkennen.

Endoskopie (Darmspiegelung)

Spätestens bei Vorliegen von Alarmsymptomen wird eine endoskopische Untersuchung des Dickdarms notwendig, um den Zustand des Dickdarms direkt beurteilen zu können. Hierbei können Engstellen, Entzündungen, Knickbildungen, Hämorrhoiden, Schleimhautvorfall, Divertikel, Schlingenbildung, verlängerter Dickdarm, Polypen sowie gutartige und bösartige Tumorerkrankungen festgestellt werden.

Radiologie

Sofern entsprechende Alarmsymptome, Verdachtsdiagnosen oder neben der Verstopfung ungeklärte weitere Symptome bestehen, können in ausgewählten Einzelfällen radiologische Untersuchungen, wie eine Computertomografie (CT) oder eine Kernspintomografie (MRT) erforderlich sein.

Besuche bei Fachärzten

Die umfassende, ganzheitliche Diagnostik ist entscheidend, um die multifaktoriellen Ursachen der Verstopfung zu erkennen, um dann spezifisch, individuell und zielführend zu behandeln. Ihr Hausarzt wird Sie hier zu den entsprechenden Fachärzten überweisen und die Befunde zusammentragen.

Je nach den Ergebnissen der vorherigen Untersuchungen kann es sinnvoll sein, eine gynäkologische, neurologische/nervenärztliche oder endokrinologische/hormonärztliche Untersuchung anzuschließen, um mögliche zugrunde liegende Erkrankungen zu identifizieren. Ihr Hausarzt schätzt ein, ob eine erweiterte Diagnostik notwendig ist.

- Bei den gynäkologischen Ursachen gilt es, Ursachen wie Endometriose, Beckenbodensenkungen, Geburtskanalverletzungen und weitere zu erkennen.
- Gerade neurologische Erkrankungen wie Morbus Parkinson, Morbus Alzheimer, Myasthenien, Neuropathien und viele weitere neurologische sowie psychiatrische Erkrankungen zählen zu den häufigen Ursachen einer Verstopfungssymptomatik, sodass die Vorstellung bei einem Neurologen hilfreich sein kann.
- Hormonelle Ursachen können im Bereich der Sexualhormone, der Schilddrüsenhormone, aber auch in weiteren hormonellen Veränderungen begründet sein und bedürfen gelegentlich der Vorstellung bei einem Endokrinologen. Vor allem Hormonbestimmungen gehören in die Hand eines Experten, da bei der Blutuntersuchung auf den richtigen Zeitpunkt und die korrekte Abnahme geachtet werden muss.

Eher seltene Untersuchungen

In seltenen unklaren Fällen kommen weitere Untersuchungsmethoden zum Einsatz, die wir hier nur kurz vorstellen. Falls eine dieser Methoden bei Ihnen zum Einsatz kommen soll, werden Sie darüber im Vorfeld ausführlich informiert werden. Manche Untersuchungen sind auch unsinnig.

Kolontransit

Die radiologische Bestimmung der Kolontransitzeit, auch Hinton-Test genannt, kann bei Verdacht auf eine verlangsamte Darmpassage Klarheit bringen. Die Durchführung der Funktionstestung erfolgt über einen Zeitraum von sechs Tagen, währenddessen die Patienten täglich um 9 Uhr eine Standardkapsel mit röntgendichten Markern einnehmen. Am siebten Tag um 9 Uhr wird eine Röntgen-Übersichtsaufnahme angefertigt, um die Verteilung der Marker im Dickdarm zu beurteilen. Die Anzahl und die Verteilung der Marker ermöglichen eine exakte Feststellung der Kolontransitzeit und eine Lokalisation möglicher Passagehindernisse.

Laktulose-Atemtest

In Einzelfällen ist der Laktulose-Atemtest hilfreich, mit dem die Dünndarm-Passagezeit erfasst werden kann. Dieser Test wird eingesetzt, wenn der Verdacht auf eine generelle Darm-Transitverzögerung besteht. Beim Laktulose-Atemtest wird eine Testflüssigkeit getrunken und über zwei Stunden über die Abatmung von Wasserstoff oder Methan die Dünndarm-Passagezeit bestimmt.

Anorektale Funktionsdiagnostik

Ein weiteres Verfahren zur Erfassung und Differenzierungen von Entleerungsstörungen ist die Enddarm-Druckmessung, die anorektale Manometrie. Dieses Verfahren wird eingesetzt, um Schließmuskelerkrankungen wie einen Schließmuskelspasmus (Anismus), Schließmuskelerschlaffungsprobleme, Wahrnehmungsstörungen des Enddarms (Hyposensitivität) und fehlerhafte Entleerungskoordination wie die Beckenbodendyssynergie auszuschließen.

Ballonexpulsionstest

Der Ballonexpulsionstest dient der Erfassung von Entleerungsstörungen. Bei dieser Methode muss der Patient einen rektal eingeführten, wassergefüllten Ballon auf Kommando wieder ausscheiden. Die Methode ist wenig standardisiert, so dass sowohl falsch-positive als auch falsch-negative Ergebnisse häufig auftreten.

Defäkographie

Eine Defäkographie kommt zum Einsatz, wenn eine Entleerungsstörung vermutet wird und differenziert abgeklärt werden soll. Bei einer konventionellen Defäkographie wird ein Bariumeinlauf verabreicht, während der Patient in einer natürlichen Position auf einer röntgendurchlässigen Toilette Stuhlgang simuliert. Dies ermöglicht eine gute Darstellung der Entleerungsvorgänge, bringt jedoch eine Strahlenbelastung mit sich. Die MRT-Defäkographie verursacht keine Strahlenbelastung.

Kolonmanometrie

Bei der Kolonmanometrie wird koloskopisch eine Messsonde im Dickdarm platziert, um die Druckveränderungen und den Ablauf der Peristaltik während der Darmkontraktionen zu messen. Diese Methode ermöglicht eine Beurteilung der Bewegungsmuster im Dickdarm.

Ganzwandbiopsie

Für Patienten mit schwersten Verstopfungsformen und dem Verdacht auf Nervenzellerkrankungen, Fehlbildungen des Nervensystems oder Muskelerkrankungen, kann eine feingewebliche Untersuchung indiziert sein.

Nicht notwendige Diagnostik

Es ist wichtig, hierüber Bescheid zu wissen, da an falscher Stelle eingesetzte Diagnostikverfahren oftmals zu Verwirrung oder sogar zu Fehldiagnosen führen.

Atemtests Zur Abklärung von Blähbauch, Flatulenz und Bauchschmerzen kommen Atemtests zum Einsatz. Mit solchen Atemtests können Kohlenhydratmalabsorptionen wie Laktose-, Fruktose- und Sorbitintoleranz sowie das Krankheitsbild der Dünndarmfehlbesiedelung abgeklärt werden. Sofern das Leitsymptom Verstopfung besteht, sind diese Tests ungeeignet, da aufgrund von Darmträgheit/Passageverzögerung diese Tests in erheblichem Ausmaß falsch positiv ausfallen und überwiegend Fehldiagnosen gestellt werden.

Manche der Atemtests, insbesondere Selbstzahlertests, messen die Methanabatmung. Der träge Darm ist aber oftmals mit methanbildenden Mikroben besiedelt. Hier wird also eine Folge der Verstopfung gemessen und nicht die Ursache.

Mikrobiom Stuhl-Mikrobiom-Untersuchungen sind bei einer Verstopfung oder Darmträgheit nicht erforderlich, da sich hieraus weder ursächliche noch therapeutische Konsequenzen ableiten lassen.

Darmbarriere-Parameter In der Selbstdiagnostik können im Internet-Versandhandel Funktionstests zu verschiedensten Parametern der Darmbarriere-Integrität erworben werden. Zu diesen Tests zählen Laborwerte wie Zonulin, s-IGA, Lipopolysaccharid (LPS), LPS-Bindungs-Protein (LBP), Antitrypsin und zahlreiche weitere. In der Diagnostik von Verstopfungsbeschwerden sind all diese Parameter weder medizinisch etabliert noch diagnostisch oder therapeutisch nützlich.

Habe ich Verstopfung? – Selbsttest

Die Verstopfung gehört zu den gastrointestinalen Funktionsstörungen. Dabei gibt es einen fließenden Übergang zwischen normaler und krankhafter Körperfunktion.

Der Übergang von normaler Darmfunktion zu gestörter Darmfunktion ist durch Symptome wie harter Stuhl und seltener Stuhl sowie die Einschränkung der Lebensqualität charakterisiert. Bei der Einschätzung, ob Ihre Symptome die Kriterien einer Verstopfungskrankheit erfüllt, hilft Ihnen die nüchterne Selbstbeurteilung und die Einschätzung Ihres Hausarztes. Ergänzend kann die Durchführung der folgenden beiden Selbsttests bei der Klärung hilfreich sein.

Selbsttest 1 – Diagnosetool

- Ich habe ohne die Verwendung von abführenden Medikamenten Phasen ohne Stuhlgang, die 3 Tage oder länger sein können.
- Auf der Toilette muss ich stark pressen, habe das Gefühl der inkompletten Entleerung, habe anderweitige Entleerungsprobleme, Blähungen oder Bauchschmerzen.
- Ich habe oftmals harten Stuhl (entsprechend Bristol-Stuhlformen-Skala 1 oder 2)

Die Diagnose Verstopfung ist im Selbsttest 1 ausreichend sicher, wenn 1 und 2 oder 1 und 3 gemeinsam vorliegen.

Selbsttest 2 – Diagnosetool und Verlaufsdokumentation

Der Selbsttest 2 ist für die Selbsteinschätzung hilfreich. Ein Score von 0 schließt eine Verstopfung nahezu sicher aus. Bei einem Score von 1–8 liegt eine milde Verstopfung vor, bei 9–16 eine schwere Verstopfung und bei Werten über 17 eine sehr schwere Verstopfung. Diese Selbsteinstufung hat ihre Stärke vor allem bei der Verlaufsbeobachtung, da Sie mit diesem Score die bei Ihnen begonnenen Maßnahmen bezüglich ihrer Wirksamkeit beurteilen können, indem Sie den Score im Verlauf alle 2 Wochen wiederholen und in das unten abgebildete Diagramm eintragen.

Wie oft hatten Sie in der letzten Woche Stuhlgang?	2 x pro Woche	1–2 x alle 1–2 Tage	1 x pro Woche	seltener als 1 x pro Woche	seltener als 1 x pro Monat
	0	1	2	3	4
Haben Sie Schmerzen beim Stuhlgang?	nie	selten	manchmal	häufig	immer
	0	1	2	3	4
Haben Sie ein Gefühl der inkompletten Entleerung?	0	1	2	3	4
Haben Sie Bauchschmerzen?	0	1	2	3	4
Wieviel Zeit brauchen Sie auf der Toilette?	< 5 Minuten	5–9 Minuten	10–19 Minuten	20–29 Minuten	mehr als 30 Minuten
	0	1	2	3	4
Müssen Sie Ihre Stuhlentleerung unterstützen?	nie	Abführmittel	mit der Hand	beides	immer
	0	1	2	3	4
Wie oft gehen Sie am Tag ohne Erfolg auf die Toilette?	nie	1–3 x	3–6 x	6–9 x	mehr als 9 x
	0	1	2	3	4
Wie lange leiden Sie schon an Verstopfung?	< 1 Jahr	1–4 Jahre	5–9 Jahre	10–19 Jahre	mehr als 20 Jahre
	0	1	2	3	4

Selbsttest 2 zur Verstopfung

Verlauf der Symptome

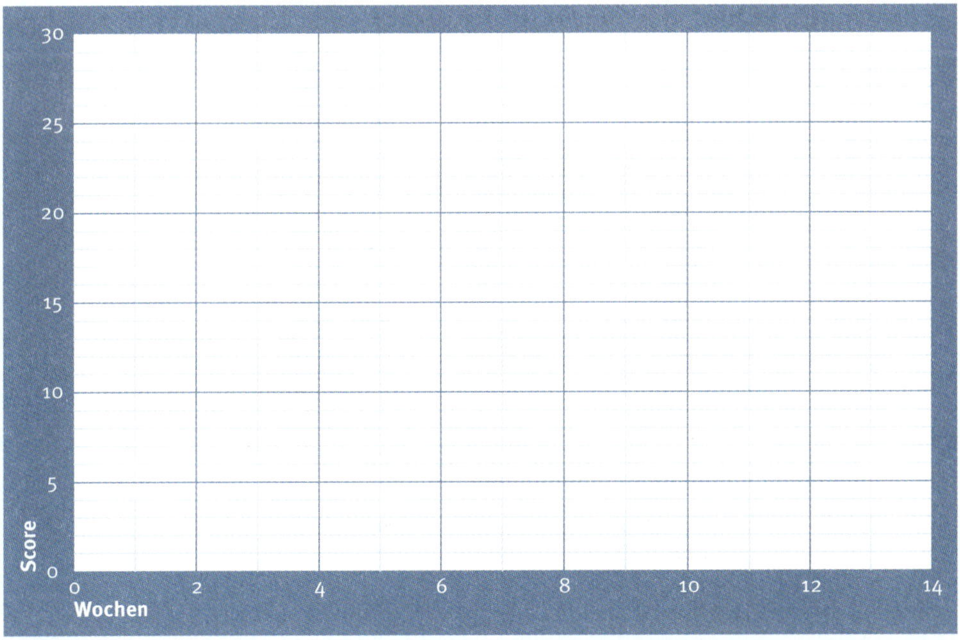

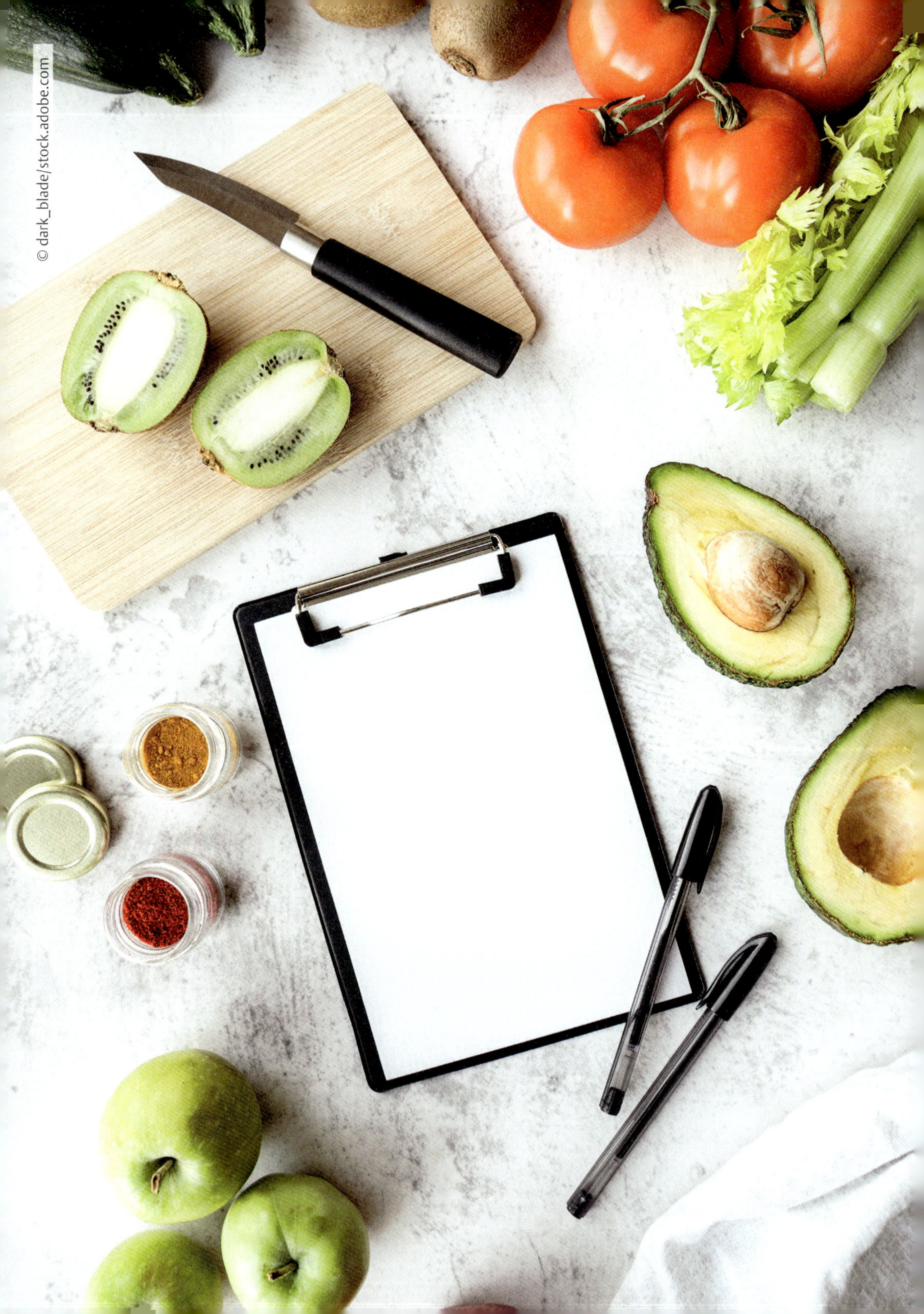

Die 4-Wochen-Kur gegen Verstopfung

Starten Sie motiviert die 4-Wochen-Kur gegen die Verstopfung. Sie werden merken, es gibt zahlreiche Maßnahmen, die Ihnen schnell Erleichterung verschaffen.

Das Vier-Wochen-Programm

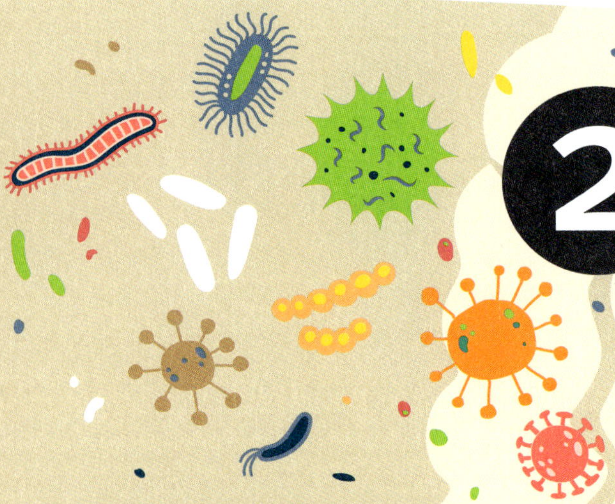

2

Woche 2: Mikrobiom stärken

Ihr Mikrobiom stärken Sie bereits durch die in Woche 1 begonnene Erhöhung der Ballaststoffzufuhr. Sie düngen sozusagen die Bakterien in Ihrem Darm mit den Ballaststoffen, sogenannte Präbiotika. Falls dies noch nicht ausreicht, können weitere präbiotische Lebensmittel wie zwei Kiwis jeden Tag ergänzt werden. Aber auch probiotische Lebensmittel wie Joghurt stärken Ihr Mikrobiom.

1

Woche 1: Ernährung und Trinkmenge

Die ersten Schritte werden für Sie ganz einfach umzusetzen sein und bei den meisten von Ihnen werden die nächsten Schritte gar nicht mehr notwendig sein. Eine ballaststoffreiche Ernährung mit mindestens 30 g Ballaststoffe/Tag und eine ausreichende Trinkmenge von mindestens 1,5 l/Tag sind oftmals ausreichend, um der Verstopfung den Garaus zu machen.

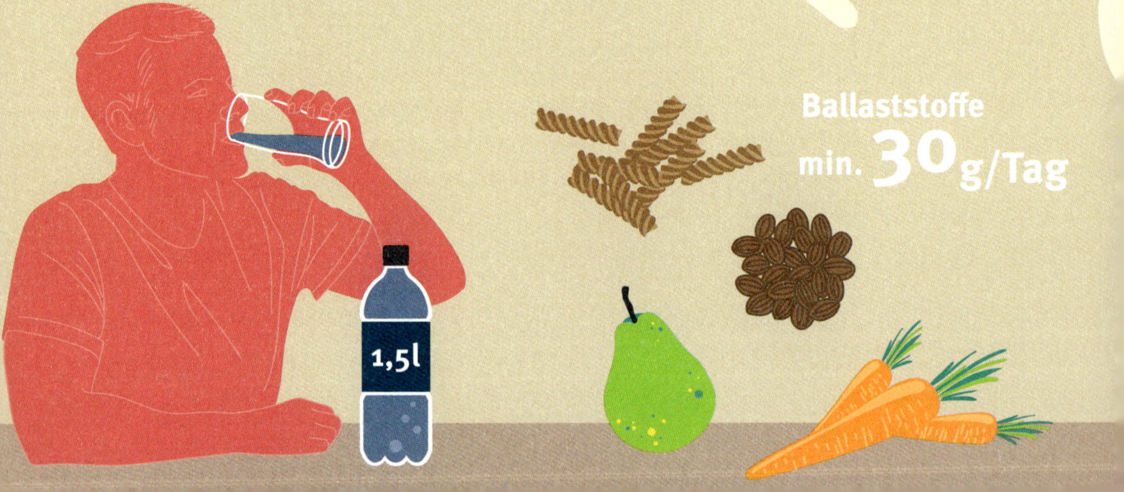

3

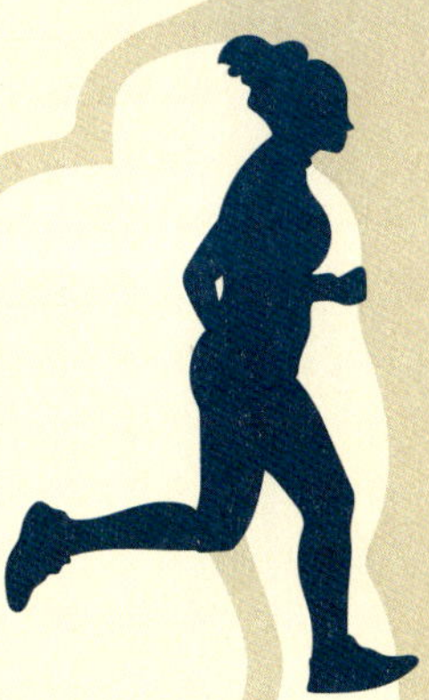

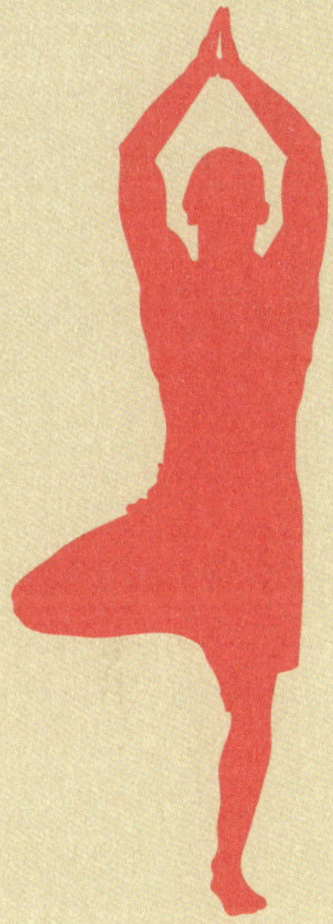

Woche 3: Aktiv werden

Regelmäßige Bewegung bringt Ihren Darm in Schwung. Kombinieren Sie aerobes und anaerobes Training, Yogatherapie und Entspannungsübungen für ein optimales Ergebnis. Auch Ihr Mikrobiom verändert sich durch mehr Aktivität. Nutzen Sie dieses nebenwirkungsfreie »Medikament«, genannt Bewegung. »Beweggründe« gibt es immer.

4

Woche 4: Massagen und Toilettentraining

Für die hartnäckigen Fälle empfehlen wir ab Woche vier regelmäßige Bauchmassagen, die Sie mit unseren Anleitungen einfach selbst erlernen und durchführen können. Zudem erfahren Sie, wie man richtig auf die Toilette geht, denn auch der Toilettengang ist erlerntes Verhalten, bei dem einiges nicht optimal laufen kann, wenn man es seit der Kindheit nie richtig entwickelt hat.

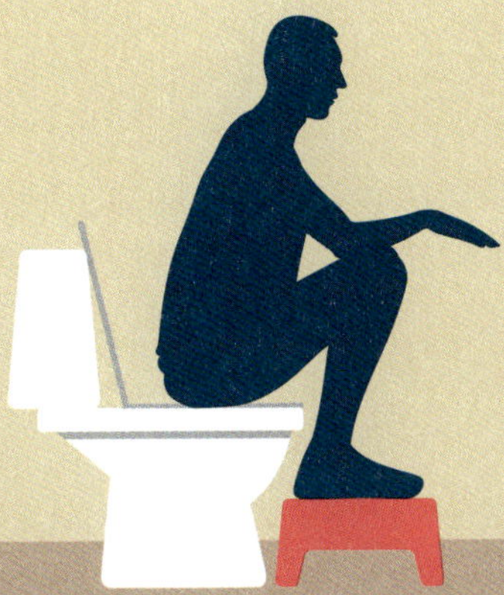

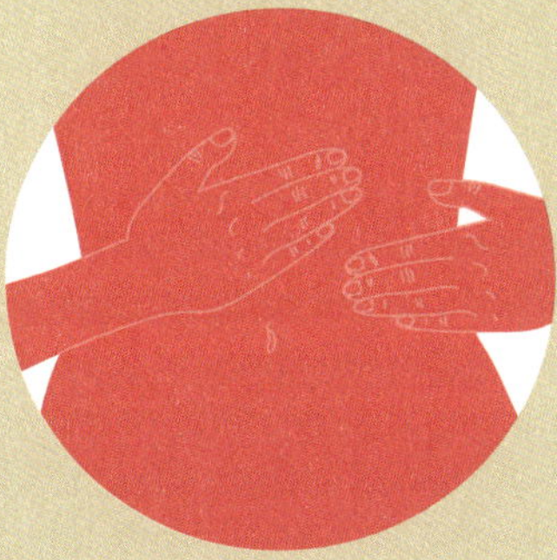

Die 4-Wochen-Kur – jetzt geht's los!

Die ersten Maßnahmen bei Verstopfung sind eine Ernährungsumstellung und Ballaststoffergänzung. Starten Sie jetzt in ein befreites Leben.

Auch die folgenden Maßnahmen lassen sich leicht eigenverantwortlich und selbstwirksam umsetzen. Beachten Sie bitte, Körperfunktionen sind individuell und Pauschallösungen wären zwar wünschenswert, meist jedoch nicht realistisch. Probieren Sie aus, Sie werden erkennen, was Ihnen hilft und was nicht.

Die Themen der 4-Wochen-Kur

Da neben der Ernährung verschiedene Lebensstilfaktoren Ihre Darmfunktion positiv beeinflussen können, werden Sie jede Woche spannende praktische Ideen für Ihren Alltag erhalten: Jeder Schritt in diesem 4-Wochen-Programm bringt Sie ganz einfach an Ihr Ziel. Mit jedem Tag, an dem Sie auf Ihre Ernährung und Ihren Lebensstil achten, schaffen Sie die Grundlage für eine bessere Verdauung und mehr Wohlbefinden – wir sind zuversichtlich, dass das auch bei Ihnen gelingen wird.

Woche 1: Ernährung und Trinkmenge

Woche 2: Mikrobiom stärken

Woche 3: Aktiv werden

Woche 4: Massagen und Toilettentraining

Wenn alles noch nicht ausreichend hilft: medikamentöse Therapie ergänzen.

Schnelle Hilfe

Bevor es aber los geht, empfehlen wir Ihnen schon zwei Maßnahmen, die Sie sofort umsetzen können, da die Umsetzung sehr einfach und erfolgversprechend ist.

Die richtige Position beim Stuhlgang

Jetzt werden Sie vielleicht denken, echt? Es gibt wirklich eine richtige Sitzposition für den Toilettengang. Wer denkt sich denn so etwas aus? Letztendlich geht es hierbei um reine Mechanik des Stuhlgangs. Wenn wir in einer lupenreinen 90°-Haltung auf der Toilette sitzen, ist der Musculus puborectalis, der unseren

Darstellung der durch die Puborectalisschlinge verursachten Knickbildung des Rektums in rechtwinkliger und in hockender Stellung auf der Schüssel.

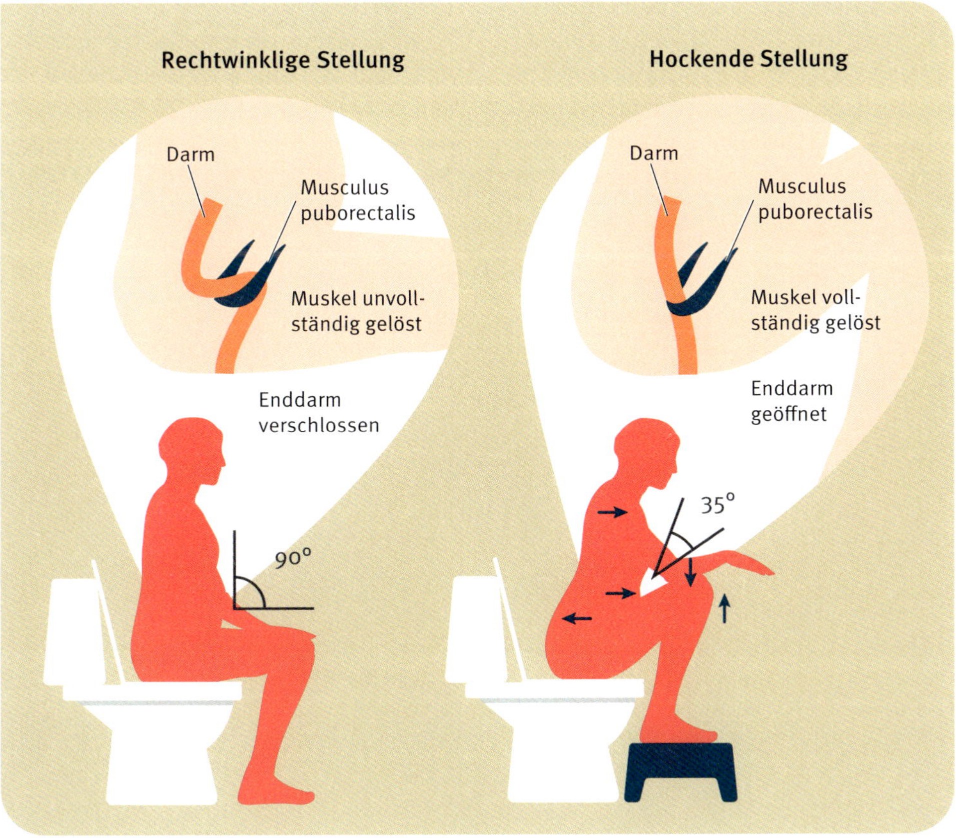

Enddarm umschlingt, nur unvollständig gelöst und wenig entspannt. Dieser Musculus puborectalis hat eine sehr wichtige Funktion bei unserer Kontinenzerhaltung. Wenn Sie den Muskel kontrahieren, dann krümmt sich der Enddarm. Bei der Ermöglichung einer Entleerung ist der Muskel aber hinderlich, wenn wir in einem 90°-Winkel sitzen.

Wenn Sie sich einen Hocker vor die Toilettenschüssel stellen, die Beine somit etwas anwinkeln und etwas nach oben ziehen, dann entspannt sich dieser Muskel, der unser Schambein mit dem Enddarm verbindet. Das hat zur Folge, dass die unnatürliche Knickbildung, die beim klassischen Sitzen entsteht, verschwindet. Die Natur hat das schon sehr schlau und effizient eingerichtet, denn früher, als es noch keine Toiletten gab, verrichteten wir unser Geschäft in einer hockenden Position. Machen Sie sich das Leben also leichter. Machen Sie es so, wie es natürlich wäre. Imitieren Sie das Hocken und stellen Sie sich einen kleinen Hocker, einen Antritt oder einfach nur ein paar dicke Bücher vor die Toilette und entspannen so Teile Ihres Beckenbodens, was zu einer erleichternden Darmentleerung führt.

Der richtige Zeitpunkt für den Stuhlgang

Unsere Darmfunktion folgt einer Tagesrhythmik, sodass die ersten beiden Stunden nach dem Aufstehen am besten geeignet sind, produktiven Stuhlgang zu leisten. In dieser Zeit sind Darmaktivität und Darmmuskelkraft am höchsten. Zusätzlich kann der gastrokolische Reflex (Seite 26) stimuliert werden und den Stuhlgang anstoßen. Zum Aktivieren des gastrokolischen Reflexes trinken Sie nach dem Aufstehen eine große Tasse eines warmen Getränks, Kaffee oder Tee oder einfach ein großes Glas lauwarmes Wasser. 15 bis 30 Minuten später ist der gastrokolische Reflex für die meisten Menschen gut spürbar. Weitere Informationen hierzu finden Sie beim Toilettentraining (Seite 106).

Woche 1: Ernährung und Trinkmenge

Eine der häufigsten Ursachen der Verstopfung, die Sie im ersten Teil kennengelernt haben, ist unsere ballaststoffarme Ernährung.

In der ersten Woche geht es vor allem um eine Ernährungsumstellung und Veränderung der Trinkmenge als sogenanntes Basisprogramm.

Vor 100 Jahren, als es noch kein Weißmehl gab und nur einmal in der Woche, wenn überhaupt, Fleisch auf unserem Speiseplan stand, machten ballaststoffreiches Gemüse, Hülsenfrüchte und Vollkornbrot den Großteil der Ernährung aus. Man schätzt, dass Menschen damals ca. 100 g Ballaststoffe täglich zu sich nahmen.

Der moderne Mensch kommt meistens nicht einmal auf die als Mindestmenge empfohlenen 30 g pro Tag. Das entspräche der Empfehlung der Deutschen Gesellschaft für Ernährung (DGE) für unsere tägliche Zufuhr an Ballaststoffen. Für Männer sind 35 g Ballaststoffe empfohlen, für Frauen etwas weniger. Derzeit liegt, laut der Nationalen Verzehrstudie II, die durchschnittliche Zufuhr an Ballaststoffen bei ca. 18 g pro Tag für Frauen und 19 g pro Tag für Männer. Sie sehen, da ist noch viel Luft nach oben.

Das Ernährungstagebuch

Jede Verhaltensänderung beginnt mit einer genauen Analyse des eigenen Verhaltens. Denn nur wenn man genau weiß, wie man isst und was man isst, ist es möglich, nicht hilfreiche Verhaltensweisen zu identifizieren. Wenn Sie genau wissen, was nicht so optimal in Ihrer Ernährung läuft, können Sie zielgenau festlegen, wie Sie Ihr Verhalten in Zukunft hilfreicher gestalten können.

FODMAP-Diät

Sofern Sie sich aufgrund von Reizdarmbeschwerden mit der Reizdarm-Diät (FODMAP-Diät) ernähren, lockern Sie diese bitte. Die FODMAP-Diät ist sehr ballaststoffarm und kann Verstopfungsprobleme verschlimmern. Sprechen Sie mit Ihrem Hausarzt.

Daher empfehlen wir Ihnen, für mindestens sieben Tage ein Ernährungstagebuch zu führen. Im ersten Teil wurde das Tagebuch bereits angesprochen, da dies auch für Ihren behandelnden Arzt wertvolle Informationen bei der Diagnosestellung enthalten kann. Inzwischen gibt es auch viele kostenlose Apps, mit denen Sie Ihre Ernährungsgewohnheiten aufzeichnen können und die Ihnen sogar automatisch die Menge der Mikronähr-, Makronähr- und Ballaststoffe berechnen. Natürlich können Sie auch mithilfe von Nährstofftabellen im Internet und händischen Aufzeichnungen herausfinden, wie es mit Ihrer Ballaststoffzufuhr bestellt ist.

Viele Kochrezepte weisen inzwischen die Makronährstoffe (Eiweiß, Fett und Kohlenhydrate) sowie Ballaststoffe aus. Auch die Rezepte in diesem Ratgeber listen alle wichtigen Inhaltsstoffe auf (dort abgekürzt E, F, K und B). Sie werden überrascht sein, was man nach einer Woche intensiver Aufzeichnung der eigenen Ernährung so herausfindet. Wenn Sie möchten, können Sie im Tagebuch auch gerne Ihre Symptome und die Stuhlform nach der Bristol-Stuhlformen-Skala (Seite 15) niederschreiben, um hier ebenfalls eine gute Datengrundlage zu bekommen.

Bei vielen chronischen Erkrankungen, wie beispielsweise der Migräne, wird in der evidenzbasierten Medizin mit Tagebüchern gearbeitet. Vielfach sind diese Tagebücher digital und helfen, einen genauen Überblick über die Beschwerden zu bekommen. Weiterhin helfen Tagebücher im Sinne der Selbstwirksamkeit, die Erfahrung zu machen, der Erkrankung nicht hilflos ausgeliefert zu sein. Vielleicht können Sie mit einem Tagebuch auch bei sich selbst Muster erkennen, dass z. B. Tage, an denen Sie Müsli mit Vollkornhaferflocken, Kiwi und 2 Trockenpflaumen sowie Naturjoghurt, mittags Sauerkraut mit Rostbratwürstel und abends eine Vollkornsemmel mit Aufstrich gegessen haben, die in den nächsten Tagen zu einer erleichterten Darmentleerung geführt haben. Damit Sie wissen, wie ein Ernährungstagebuch aussieht und auf was es ankommt, haben wir Ihnen exemplarisch einen Tag zusammengestellt. Im ersten Teil haben wir ja bereits ein leeres Tagebuch eingefügt, hier nun, wie es ausgefüllt aussehen könnte.

Bitte beachten Sie, dass die Mengen und Nährstoffe variieren können, je nach den

Ernährungstagebuch (2300 kcal Gesamtenergieumsatz)

Mahlzeiten	Nährstoffe	Symptome
Frühstück: 3 Scheiben Weißbrot mit Butter (ca. 300 kcal) 2 Scheiben Käse (ca. 200 kcal) 1 Glas Apfelsaft (200 ml) (ca. 100 kcal)	Makronährstoffe: Kohlenhydrate: 45 g Eiweiß: 15 g Fett: 20 g Mikronährstoffe: Kalzium: 300 mg Vitamin A: 400 IU Ballaststoffe: 3 g	Stuhldrang verspürt, jedoch keine erfolgreiche Darmentleerung möglich
Zwischensnack: 1 Joghurt (Natur, 150 g) (ca. 150 kcal)	Makronährstoffe: Kohlenhydrate: 10 g Eiweiß: 8 g Fett: 5 g Mikronährstoffe: Kalzium: 200 mg Vitamin B_{12}: 1 µg Ballaststoffe: 0 g	Blähungen
Mittagessen: Hühnerbrustfilet (200 g) gebraten (ca. 330 kcal) 200 g Kartoffelpüree (ca. 180 kcal) 1 kleine Portion Karotten (gekocht, 100 g) (ca. 40 kcal)	Makronährstoffe: Kohlenhydrate: 30 g Eiweiß: 50 g Fett: 10 g Mikronährstoffe: Eisen: 2 mg Vitamin C: 10 mg Ballaststoffe: 4 g	1 h nach dem Mittagessen, Typ 6 Stuhlgang (siehe Seite 16) ohne das Gefühl einer ausreichenden Darmentleerung
Zwischensnack: 1 große Banane (ca. 100 kcal)	Makronährstoffe: Kohlenhydrate: 27 g Eiweiß: 1 g Fett: 0 g Mikronährstoffe: Kalium: 400 mg Vitamin B_6: 0,5 mg Ballaststoffe: 3 g	
Abendessen: 1 Portion Reis (gekocht, 150 g) (ca. 200 kcal) 1 Portion Fischfilet (150 g) (ca. 250 kcal) 1 kleine Portion Zucchini (gegrillt, 100 g) (ca. 20 kcal)	Makronährstoffe: Kohlenhydrate: 40 g Eiweiß: 30 g Fett: 10 g Mikronährstoffe: Omega-3-Fettsäuren: 1 g Vitamin D: 2 µg Ballaststoffe: 2 g	nochmals Stuhldrang verspürt, noch während des Abendessens, wieder erfolglos

Mahlzeiten	Nährstoffe	Symptome
Gesamtsumme für den Tag:	ca. 2300 kcal Makronährstoffe: Kohlenhydrate: 152 g Eiweiß: 104 g Fett: 55 g Mikronährstoffe: Kalzium: 500 mg Eisen: 2 mg Kalium: 400 mg Vitamin A: 400 IU Vitamin B_6: 0,5 mg Vitamin B_{12}: 1 µg Vitamin C: 10 mg Omega-3-Fettsäuren: 1 g Ballaststoffe: 12 g	
Getränke: 1 Glas Apfelsaft (200 ml) (ca. 100 kcal) 1 Joghurt (flüssig, 200 ml) (ca. 150 kcal) 1 Glas Wasser (250 ml) (0 kcal) 1 Tasse Tee (200 ml) (0 kcal)	gesamte Trinkmenge: 800 ml	

spezifischen Lebensmitteln, die Sie gegessen haben. Es ist in diesem Zusammenhang immer gut, die Nährwertangaben auf den Verpackungen zu überprüfen.

Anhand dieses Beispiels wird erkennbar, dass es gar nicht so einfach ist, auf eine ausreichende Zufuhr von Ballaststoffen von 30 bis 35 g/Tag zu kommen. Das Beispiel entspricht jedoch einer typischen Ernährung in der westlichen Welt. Bei nicht so genauem Hinsehen würde man auch sagen, dass zunächst die geringe Trinkmenge ins Auge springt. Daher nochmals die Empfehlung, in den sauren Apfel zu beißen und sich die Mühe zu machen, sieben Tage ein Tagebuch zu schreiben, um die nicht hilfreichen Ernährungsweisen in der eigenen Nahrungszufuhr aufzudecken. Das gilt vor allem für die Ballaststoffe und die Trinkmenge, denn hier sind viele unserer Patienten der Überzeugung, die individuell zugeführte Menge würde ausreichen, bis sie die Tatsachen dann aufgeschrieben haben. Unsere lange klinische Erfahrung hat gezeigt, dass eine gute Datengrundlage der beste Schritt zu einer nachhaltigen Verhaltensänderung ist.

Ballaststoffe

Ballaststoffe, auch als Faserstoffe bekannt, sind pflanzliche Bestandteile, die vom menschlichen Körper nicht vollständig verdaut werden können. Die Bakterien in unserem Dickdarm übernehmen das für uns. Daher zählen Ballaststoffe zu den Präbiotika, weil sie Darmbakterien (Seite 73) als Nahrung dienen. Es gibt zwei Hauptarten von Ballaststoffen:

- Lösliche Ballaststoffe: Diese lösen sich in Wasser und können helfen, den Cholesterinspiegel zu senken und die Blutzuckerwerte zu regulieren. Dazu gehören Pektin, Gummis wie Guarkernmehl und Xanthan, Inulin, das starke probiotische Eigenschaften hat (dazu erfahren Sie später noch Genaueres), und Beta-Glukane. Lösliche Ballaststoffe sind reichlich in Lebensmitteln wie Hafer, Äpfeln, Karotten und Hülsenfrüchten enthalten.
- Unlösliche Ballaststoffe: Diese lösen sich nicht in Wasser und tragen zur Verdauungsgesundheit bei, indem sie das Stuhlvolumen erhöhen und die Darmbewegung fördern. Dazu zählen Zellulose und Lignin, beides sind Zellwandbestandteile von Pflanzen. Unlösliche Ballaststoffe finden sich reichlich in Vollkornprodukten, Nüssen, Samen und natürlich Gemüse.

Lösliche und unlösliche Ballaststoffe haben jeweils unterschiedliche Vorteile und Funktionen im Körper. Diese wollen wir im Folgenden vorstellen:

Vorteile von löslichen Ballaststoffen:

- Verdauungsförderung: Lösliche Ballaststoffe können sich im Wasser auflösen und ein gelartiges Material bilden, das die Verdauung verlangsamen kann. Dies kann dazu beitragen, das Sättigungsgefühl zu fördern und den Blutzuckerspiegel stabil zu halten.
- Cholesterinsenkung: Sie können helfen, den Cholesterinspiegel zu senken, indem Sie die Aufnahme von Cholesterin im Darm reduzieren. Dies kann das Risiko von Herz-Kreislauf-Erkrankungen verringern.
- Regulierung des Blutzuckers: Lösliche Ballaststoffe können die Aufnahme von Zucker verlangsamen, was zu stabileren Blutzuckerspiegeln führt. Dies ist besonders vorteilhaft für Menschen mit Diabetes.
- Darmgesundheit: Sie fördern das Wachstum von nützlichen Bakterien im Dickdarm, was die allgemeine Darmgesundheit und Ihr Immunsystem unterstützt sowie das Mikrobiom positiv beeinflussen kann.

Vorteile von unlöslichen Ballaststoffen:

- Stuhlregulierung: Unlösliche Ballaststoffe erhöhen das Stuhlvolumen und helfen, die Darmbewegung zu fördern. Dies kann Verstopfung vorbeugen und die allgemeine Darmgesundheit unterstützen.
- Schnelle Passage durch den Darm: Sie tragen dazu bei, dass die Nahrung schneller durch den Verdauungstrakt bewegt wird, was die Verdauung effizienter macht. Die Peristaltik wird angeregt.

- Füllstoff: Unlösliche Ballaststoffe können ein Gefühl des Vollseins, also ein Sättigungsgefühl, erzeugen, was bei der Gewichtskontrolle hilfreich sein kann.

Beide Arten von Ballaststoffen sind wichtig für eine ausgewogene Ernährung und tragen auf unterschiedliche Weise zur Gesundheit bei. Es wird empfohlen, eine Mischung aus beiden in die Ernährung aufzunehmen, um die Vorteile beider Formen zu nutzen.

Lösliche Ballaststoffe

Bevor wir in die intensivere Ballaststofftherapie einsteigen, wollen wir Ihnen im Folgenden einen Überblick über wichtige Ballaststoffe geben.

Pektin: enthalten in Äpfeln und Zitrusfrüchten. Pektin ist ein natürlich vorkommendes Polysaccharid, das in vielen Früchten vorkommt. Pektin hat die Fähigkeit, Wasser zu binden und ein Gel zu bilden, was es zu einem beliebten Verdickungsmittel in der Lebensmittelindustrie macht. Pektin kann die Verdauung fördern, den Cholesterinspiegel senken und das Sättigungsgefühl erhöhen, letzteres kann auch zu einer besseren Gewichtskontrolle beitragen. Zur Stuhlregulierung gut geeigneter Ballaststoff.

Guarkernmehl: enthalten in den Samen der Guarbohne. Es ist ein effektives Verdickungsmittel und ein Emulgator. Guarkernmehl hat eine hohe Wasserbindungsfähigkeit und wird häufig in glutenfreien Backwaren eingesetzt, um Feuchtigkeit zu binden. Guarkernmehl kann die Darmgesundheit unterstützen, indem es die Stuhlgangskonsistenz verbessert, zur Stuhlregulierung exzellent geeigneter Ballaststoff.

Xanthan: Xanthan ist ein von Bakterien produziertes Polysaccharid, das als Verdickungs- und Stabilisierungsmittel in Lebensmitteln verwendet wird. Xanthan verbessert die Textur von Lebensmitteln und verhindert in Lebensmitteln wie ein Emulgator das Sichabsetzen der einzelnen Zutaten. Xanthan kann auch die Blutzuckerwerte stabilisieren und die Darmflora positiv beeinflussen. Zur Stuhlregulierung ist es ein nur mäßig geeigneter Ballaststoff.

Inulin: enthalten in vielen Pflanzen, darunter Chicorée, Artischocken, Zwiebeln und Wurzelgemüse. Inulin ist ein Polysaccharid und gehört zur Gruppe der Fruktane. Fruktane wie Inulin wirken als Präbiotika, die das Wachstum gesunder Darmbakterien fördert, zur Stuhlregulierung mäßig geeigneter Ballaststoff. Inulin kann weiterhin die Kalziumaufnahme verbessern, das Sättigungsgefühl erhöhen und die Blutfettwerte senken.

Beta-Glukan: enthalten in Hafer, Haferkleie, Weizenkleie und Gerste. Beta-Glukan ist ein löslicher Ballaststoff. Beta-Glukan hat die Fähigkeit, den Cholesterinspielgel zu senken und die Herzgesundheit zu fördern. Weiterhin können Beta-Glukane auch das Immunsystem stärken und die Blutzuckerreaktion nach dem Essen verbessern. Zur Stuhlregulierung ist es ein sehr gut geeigneter Ballaststoff.

Alginat: enthalten in Braunalgen. Es hat die Fähigkeit, große Mengen Wasser zu binden. Es wird daher in der Lebensmittelindustrie häufig als Verdickungsmittel eingesetzt. Alginat kann die Verdauung unterstützen, das Sättigungsgefühl erhöhen und hat potenzielle Anwendungen in der Gewichtsreduktion. Alginat ist ein zur Stuhlregulierung gut geeigneter Ballaststoff.

Psyllium: enthalten in Flohsamenschalen. Diese sind der Klassiker unter den löslichen Ballaststoffen. Eine Verstopfungstherapie ohne Psyllium ist kaum denkbar. Gewonnen wird der Flohsamen nicht aus Flöhen, sondern es handelt sich um ein pflanzliches Produkt, gewonnen aus dem indischen Spitzwegerich (Plantago ovata). Flohsamenschalen sind zur Stuhlregulierung exzellent geeignet. Achten Sie bei der Produktauswahl darauf, dass die Flohsamenschalen pulverisiert oder zumindest geschrotet sind, denn nicht geschroteter Flohsamen hat eine vielfach niedrigere Wasserbindungskapazität.

Flohsamenschalen enthalten sehr viel lösliche Ballaststoffe und zählen zudem zu den sogenannten Quellstoffen, weil sie in Flüssigkeit besonders stark aufquellen. Da Flohsamenschalen nicht zu unseren normalen Nahrungsmitteln gehören, fallen sie bereits in die Kategorie Nahrungsergänzungsmittel und sind als Supplement ein wirkungsvolles und weit verbreitetes Basistherapeutikum, das geschrotet, als Pulver oder in Kapselform in der täglichen Verstopfungstherapie ausgesprochen hilfreich ist. Im Kapitel »Therapie« werden wir uns mit den Flohsamenschalen nochmals intensiver beschäftigen. Nur unbehandelt sollten Flohsamenschalen nicht eingenommen werden, denn dann fehlt ihnen die Wasserbindung und damit ein wichtiger therapeutischer Aspekt.

Methylzellulose: Methylzellulose ist ein synthetischer, wasserlöslicher Ballaststoff, der insbesondere in Nordamerika therapeutisch gebräuchlich ist. Die in Deutschland erhältlichen Präparate enthalten oftmals Aromen und sind bei manchen Menschen dadurch weniger beliebt. Es ist ein zur Stuhlregulierung exzellent geeigneter Ballaststoff, der wie andere Ballaststoffe auch günstige Effekte auf den Cholesterinspiegel hat.

Akazienfasern Diese sind reich an löslichen Ballaststoffen und ihnen wird eine sehr blähungsarme Wirkung im Darm nachgesagt. Akazienfasern quellen etwas weniger als andere Ballaststoffe, dadurch wird die Wirkung als sanfter empfunden.

Diese löslichen Ballaststoffe verbessern die Textur und Stabilität von Lebensmitteln und bieten zahlreiche gesundheitliche Vorteile, wie die Unterstützung der Verdauung, die Senkung des Cholesterinspiegels und die Förderung eines gesunden Darmmikrobioms. Eine abwechslungsreiche Ernährung, die reich an diesen Ballaststoffen ist, kann folglich die Verdauung fördern und zur allgemeinen Gesundheit beitragen.

Unlösliche Ballaststoffe

Cellulose, Hemicellulose und Lignin sind drei wichtige Bestandteile pflanzlicher Zellwände und spielen eine entscheidende Rolle in der Pflanzenstruktur und Pflanzenfunktion.

Cellulose: enthalten in fast allen Pflanzen. Cellulose ist das häufigste organische Polymer auf der Erde und besteht aus langen Ketten des Einzelzuckers Glukose. Cellulose kommt in den Zellwänden von Pflanzen vor, insbesondere in Holz und Baumwolle, aber auch in anderen pflanzlichen Fasern. Cellulose verleiht den Pflanzen Festigkeit und Stabilität und ist für die Struktur von Pflanzenzellen unerlässlich.

Hemicellulose: enthalten in fast allen Pflanzen. Hemicellulose ist ein komplexes Polysaccharid, das aus verschiedenen Zuckerbausteinen besteht, darunter Xylose, Arabinose, Mannose und Galaktose. Es ist weniger stabil als Cellulose und kommt in den Zellwänden von Pflanzen, in Kombination mit Cellulose und Lignin vor. Hemicellulose trägt zur Festigkeit der Zellwände bei und kann Wasser binden, was die Textur von pflanzlichen Lebensmitteln beeinflusst. In der Ernährung hat Hemicellulose wichtige präbiotische Eigenschaften, da Hemicellulosen das Wachstum gesunder Darmbakterien fördern. Hemicellulose kommt in vielen pflanzlichen Lebensmitteln vor.

Lignin: enthalten in Vollkornprodukten wie Hafer, Weizen, Roggen und Gerste, auch in Nüssen und Samen sowie in Hülsenfrüchten und verschiedenen Gemüsen, z. B. Karotten, Rüben, Brokkoli, Spinat und Grünkohl. Lignin ist ein komplexes, phenolisches Polymer, das in den Zellwänden von Holz und anderen pflanzlichen Geweben vorkommt. Es verleiht den Pflanzen Festigkeit und Widerstandsfähigkeit gegen Abbau und gegenüber Schädlingen. Lignin ist nicht verdaulich und hat daher keine direkten ernährungsphysiologischen Vorteile, spielt aber eine wichtige Rolle im Ökosystem, indem es zur Stabilität von Böden beiträgt und die Zersetzung von organischem Material fördert.

Wasserunlösliche Ballaststoffe wie Cellulose, Hemicellulose und Lignin sind essenzielle Bestandteile pflanzlicher Strukturen und bieten sowohl ökologische als auch ernährungsphysiologische Vorteile. Sie tragen zur Stabilität der Pflanzen bei und unterstützen die Gesundheit des menschlichen Verdauungssystems. In Zusammenhang mit Verstopfung sind sie wichtige Nahrungsbestandteile, da sie dem Darm ermöglichen, Stuhlgang zu formen. Wasserunlösliche Ballaststoffe in therapeutischer Menge finden sich in Getreidekörnern (Vollkorn), Weizenkleien und Flohsamenschalen.

Die Mischung machts

Sowohl lösliche als auch unlösliche Ballaststoffe sind für den Transport von Darminhalt extrem wichtig. Gerade deshalb ist es bedeutend, bei Verstopfung darauf zu achten, dass die Ernährung nicht nur reichlich Ballaststoffe enthält, sondern auch das gesamte Spektrum der verschiedenen Ballaststoffe beinhaltet. Verschiedene Ballaststoffe erhöhen über Wirkungen wie

- Wasserbindung,
- Beeinflussung von intestinaler Bakterienmasse,
- Darmwanddehnung,
- Stuhlvolumen und
- Wasserresorption.

die Darmtransitgeschwindigkeit und den peristaltischen Reflex. Sie sollten daher täglich Vollkornprodukte, Weizenkleie, Hafer und Flohsamenschalen zu sich nehmen, wenn es darum geht, Verstopfung zu vermeiden oder zu behandeln. Zu einer Ernährungsumstellung mit ballaststoffreicherer Ernährung gehört unbedingt auch eine Erhöhung der Trinkmenge (Seite 70) mit ausreichender Wasserzufuhr. Sonst können diese Quellstoffe nicht wirken.

Ballaststoffe können allerdings auch Nebenwirkungen haben: Wenn die Peristaltik noch nicht richtig wieder in Gang gekommen ist, kann der Verzehr großer Mengen an Ballaststoffen zu Blähungen führen. Dies können Sie verhindern, wenn Sie mit einer kleinen Menge der Ballaststoffe beginnen und diese langsam erhöhen, bis der Stuhl zunehmend weicher und im Verlauf auch häufiger wird. Was vielen Betroffenen nicht klar ist: Blähungen und ein geblähter Bauch haben sehr oft ihre Ursache in Verstopfung.

Tipp

Es lohnt sich, zur Erfassung der eigenen Ballaststoffaufnahme unbedingt bei Lebensmitteln einen Blick auf die Nährwertangaben zu werfen, die in Deutschland verpflichtend sind.

Der eine oder andere von Ihnen wird sicher gemerkt haben, dass Karotten sowohl auf der Liste mit den stopfenden als auch auf der Weichmacherliste stehen, manchmal hilft nur Ausprobieren, welcher Effekt bei Ihnen eintreten wird.

Wir haben Ihnen in der vorderen Buchklappe eine Tabelle zusammengestellt, wie hoch der ungefähre Ballaststoffanteil von ausgewählten Lebensmitteln ist.

Es ist also gar nicht so schwer, zumindest auf 30 g Ballaststoffe zu kommen, vor allem, wenn Gemüse, Obst, Haferflocken und Vollkornprodukte auf Ihrem Speiseplan stehen.

Exemplarisch haben wir einen ballaststoffreichen Tag erstellt (Seite 69).

Die Top 8 Lebensmittel für weicheren Stuhl

Da Ballaststoffe den Stuhl weicher und den Darmtransit flotter machen, haben wir Ihnen die Top 8 der stuhlerweichenden Lebensmittel zusammengestellt.

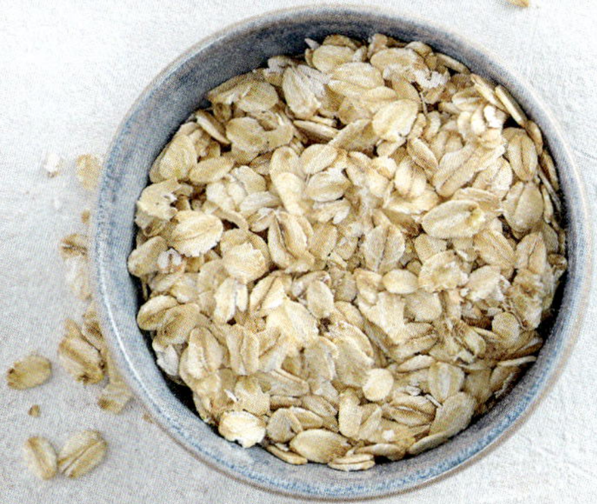

Äpfel enthalten reichlich Pektin, ein löslicher Ballaststoff. Zudem sind sie eine hervorragende Quelle für Antioxidantien, die das Immunsystem stärken und zur allgemeinen Gesundheit beitragen.

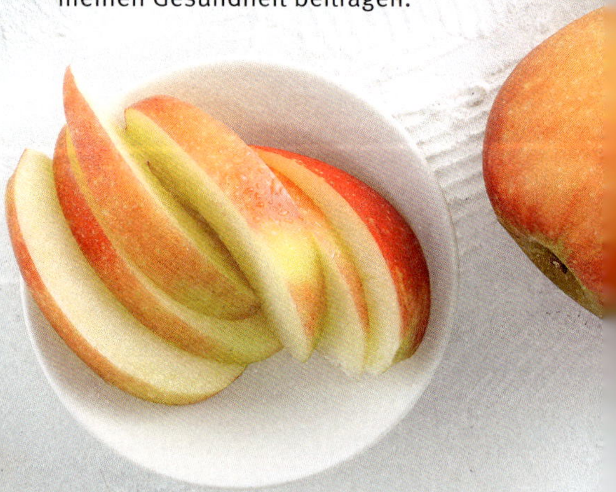

Haferflocken sind reich an Ballaststoffen, insbesondere Beta-Glucanen, die das Sättigungsgefühl fördern. Sie sind zudem eine gute Quelle für wichtige Nährstoffe wie Eisen und Magnesium, was sie zu einer idealen Wahl für ein gesundes Frühstück macht.

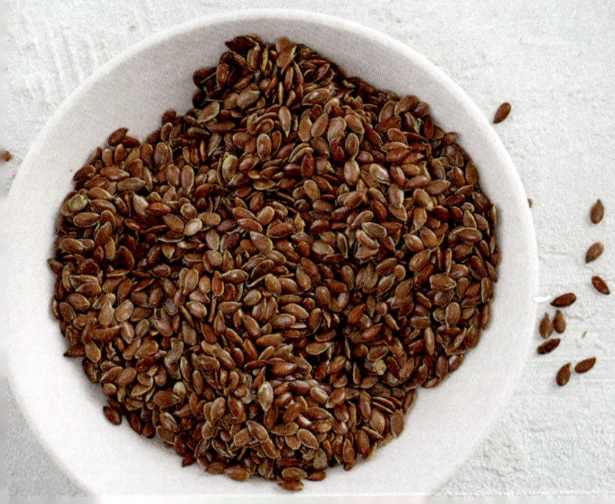

Leinsamen sind reich an löslichen Ballaststoffen und Omega-3-Fettsäuren, die entzündungshemmende Eigenschaften haben. Sie fördern die Verdauung und können helfen, den Cholesterinspiegel zu senken, wodurch sie eine wertvolle Ergänzung für eine ausgewogene Ernährung darstellen.

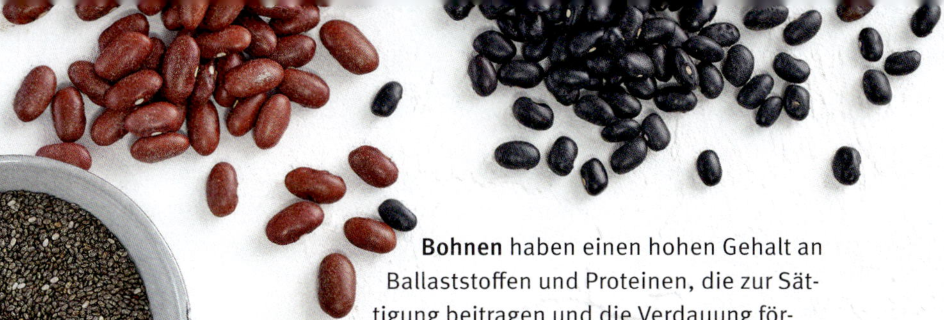

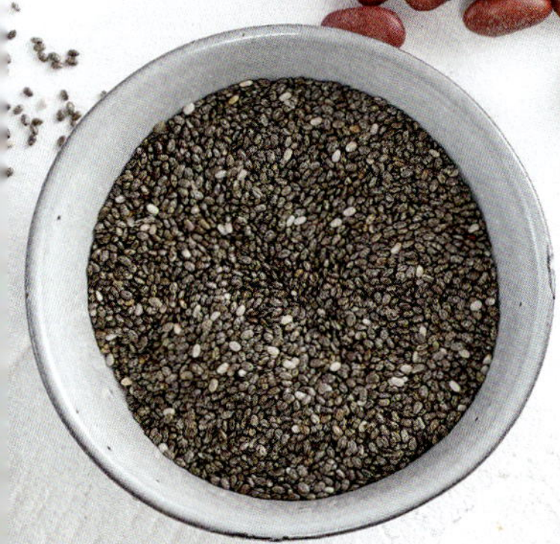

Bohnen haben einen hohen Gehalt an Ballaststoffen und Proteinen, die zur Sättigung beitragen und die Verdauung fördern. Sie sind zudem vielseitig einsetzbar in verschiedenen Gerichten und bieten eine pflanzliche Proteinquelle, die für eine ausgewogene Ernährung wichtig ist.

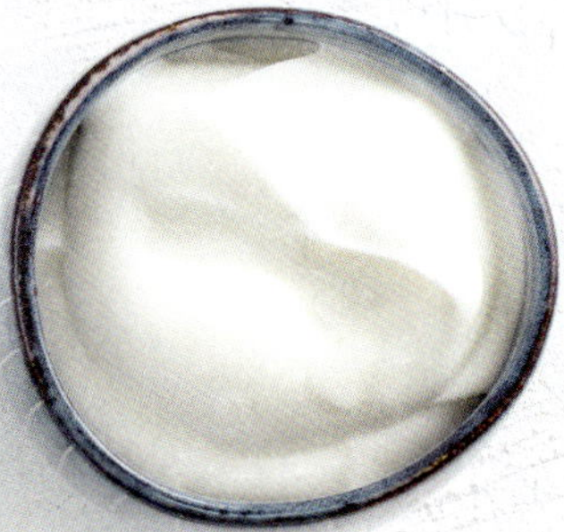

Chiasamen nehmen beim Kontakt mit Flüssigkeit eine gelartige Konsistenz an und erhöhen somit das Stuhlvolumen. Sie sind reich an Ballaststoffen, Antioxidantien und Omega-3-Fettsäuren, was sie zu einer nährstoffreichen Ergänzung für Smoothies oder Joghurt macht.

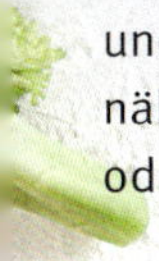

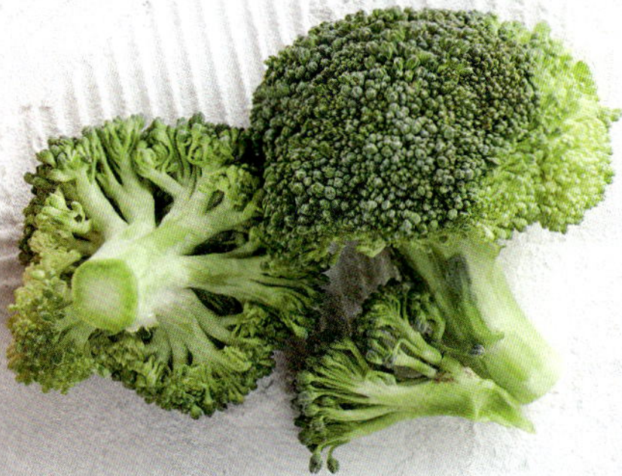

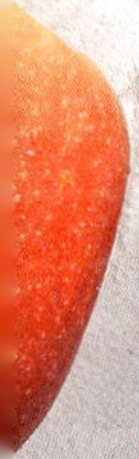

Joghurt ist ein probiotisches Lebensmittel, das lebende Bakterienkulturen enthält, die eine gesunde Darmflora fördern. Der regelmäßige Verzehr kann die Verdauung unterstützen und das Immunsystem stärken, während er gleichzeitig eine gute Kalziumquelle darstellt.

Brokkoli ist reich an Ballaststoffen und Nährstoffen, einschließlich Vitaminen C und K sowie Folsäure. Diese Kombination unterstützt nicht nur die Verdauung, sondern trägt auch zur Stärkung des Immunsystems bei.

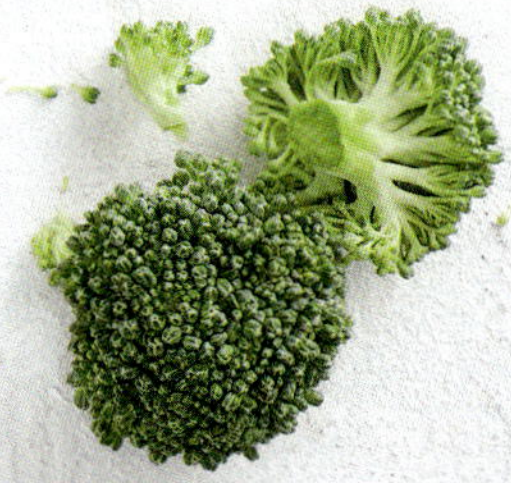

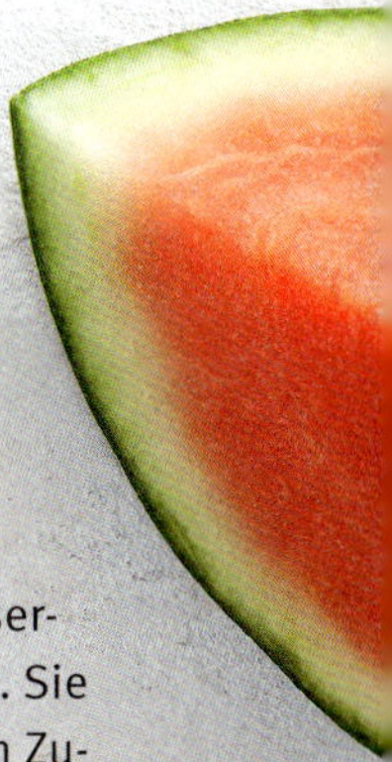

Wassermelone hat einen hohen Wassergehalt, der die Verdauung unterstützt. Sie enthält auch Sorbit, einen natürlichen Zucker, der die Darmbewegungen fördern kann, und ist somit eine erfrischende Wahl für heiße Tage.

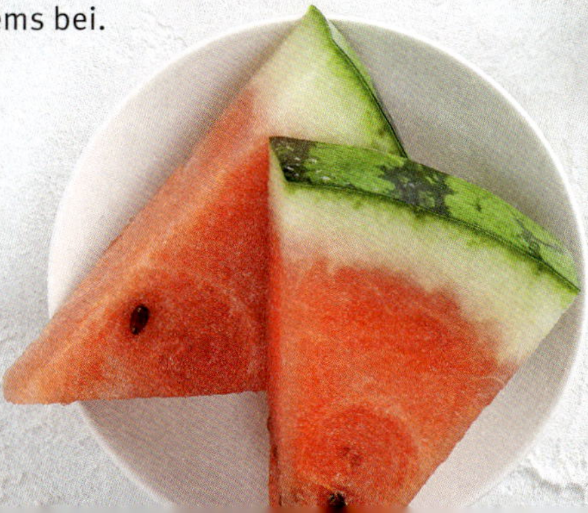

Ballaststoffe als Basis der Verstopfungsbehandlung

Bei einigen von Ihnen wird allein die Ernährungsumstellung hin zu mehr faserreichen Lebensmitteln eine deutliche Verbesserung Ihrer Verstopfungsproblematik bewirken. Wir bezeichnen diese Ernährungsumstellung mit Betonung der Ballaststoffe daher als Grundpfeiler in der Verstopfungsprophylaxe und der Verstopfungsbehandlung. Wenn bei Ihnen aber ein langsamer Darmtransit dia-

Zaubermittel Kiwis ...

Was wir Ihnen in diesem Zusammenhang ebenfalls nicht vorenthalten wollen, ist die sogenannte Kiwi-Studie. Kiwis sind sehr reich an Ballaststoffen und enthalten auch noch Bestandteile, die die Schleimproduktion im Darm anregen. In der Kiwi-Studie konsumierten Patienten mit Verstopfung für einen Zeitraum von vier Wochen zwei reife Kiwis pro Tag. Diese Kiwi-Patienten hatten jede Woche zusätzliche 1,5 Stuhlgänge, verglichen zur Non-Kiwi-Kontrollgruppe und fühlten sich bezogen auf ihren Magen-Darm-Trakt deutlich wohler. 1,5 zusätzliche Stuhlgänge pro Woche sind für Menschen mit Verstopfung eben eine sehr deutliche Verbesserung der Situation. Sogar verglichen mit einer Gruppe von Menschen mit Verstopfung, die vier Wochen lang den Ballaststoffklassiker Flohsamenschalen zu sich nahmen, berichtete die Kiwi-Gruppe von weicherem Stuhl und weniger Anstrengung beim Stuhlgang. Zwei Kiwis (140 g) enthalten 4,2 g Ballaststoffe, und zwar lösliche und unlösliche, hauptsächlich Pektin und Cellulose. Eine exzellente und leckere Mischung. Kiwis sind demnach ein »must have« in der Basistherapie von Verstopfung.

... und grüne oder getrocknete Pflaumen

Eine abführende Wirkung haben auch Pflaumen, Mangos, Papayas und Aprikosen. Eine besonders gute abführende Wirkung wird nach dem Verzehr von fermentierten grünen Pflaumen, der Laxplum, berichtet. Klinische Studien gibt es hierzu noch keine, die Wirkung ist aber durchschlagend. Für den gelegentlichen Gebrauch sicher einen Versuch wert. Klinische Untersuchungen konnten weiterhin zeigen, dass die Änderung der Ernährungsgewohnheiten im Sinne einer ballaststoffreicheren Nahrungszufuhr wie tägliches Essen des Verstopfungsklassikers »Trockenpflaumen« schon zu einer deutlichen Verbesserung führte. Die Trockenpflaumen waren bezogen auf spontane Darmentleerung um einiges erfolgreicher als geschrotete Flohsamenschalen.

gnostiziert wurde oder ursächlich ist, sind Quellstoffe nicht das Mittel der ersten Wahl, dazu aber später mehr.

Wir haben Ihnen oben bereits empfohlen, beim Thema Ernährung immer mal wieder für ein paar Tage ein Ernährungstagebuch zu führen. Unsere Patienten sind dann doch oft überrascht, welche Kostformenfehler sich über die Jahre eingeschlichen haben und in welche Ernährungsweisen man immer wieder zurückfällt. Bezogen auf die Verstopfung ist es sehr wichtig, für jeden Tag die Ballaststoffmenge zu berechnen. Diejenigen unter Ihnen, die sich größtenteils pflanzenbasiert und vegetarisch ernähren, werden wahrscheinlich kein Problem haben. Wissen kann man das ohne Aufzeichnung jedoch nicht sicher, denn Nudeln, Reis und Pommes haben einen geringeren Faseranteil als von vielen angenommen, und der Ballaststoffgehalt von Blattsalaten ist geringer, als viele es vermuten. Auch Fleischersatzprodukte sind meist ballaststoffarm.

Warum nicht vegan?

Wichtig ist uns auch festzuhalten, dass wir nicht empfehlen, sich vegetarisch oder vegan zu ernähren, denn Fleisch ist in unserer Ernährung ein wichtiger Bestandteil. Natürlich ist es einfacher auf eine ausreichende Menge Ballaststoffe zu kommen, wenn man sich überwiegend vegetarisch oder vegan ernährt und Fleischwaren nicht jeden Tag oder nur in

Ein ballaststoffreicher Tag

Nahrungsmittel	Ballaststoffgehalt
mittelgroßer Apfel mit Schale	3,5 g
100 g Vollkornbrot 2 Scheiben	4,7 g
2 Kiwis, 140 g	4,2 g
100 g Karotten	2,6 g
60 g Vollkornhaferflocken	5,8 g
100 g Kidneybohnen	9 g
Summe	28,9 g

geringeren Mengen zu sich nimmt. In großen Studien konnte gezeigt werden, dass Vegetarier und Veganer deutlich niedrigere Cholesterinwerte haben als Fleischverzehrer, was unter anderem an der ballaststoffreicheren Ernährungsweise liegt.

Die goldene Regel jeder Ernährungsform ist jedoch die Ausgewogenheit, also nicht jeden Tag das Gleiche zu essen, sondern auf Vielfalt, die wir ja glücklicherweise in Deutschland zur Verfügung haben, zu achten. Durch den Genuss von Vielfalt können Sie sicher sein, dass Sie keinen Mangel entwickeln werden. Denn wenn Sie sich beispielsweise jeden Tag von Gemüsesuppe ernähren, was an sich mit Sicherheit ein ballaststoffreiches und mikronährstoffreiches Gericht ist, werden Sie auf die Dauer einen Mangel an Protein entwickeln.

Und was ist mit üblen Gerüchen?

Jetzt wird der eine oder andere von Ihnen vielleicht sagen, dass viele der von uns empfohlenen Lebensmittel zu vermehrter Darmgasbildung und üblen Flatulenz-Gerüchen führen. Das ist richtig, medizinisch an sich jedoch nicht schädlich, sondern sogar natürlich. Es wäre folglich nicht hilfreich, zum Beispiel auf Brokkoli zu verzichten, nur weil die Darmgase nach dem Verzehr schlechter riechen oder auf Bohnen zu verzichten, nur weil man danach pupsen muss.

Fünf zu empfehlende Lebensmittel, die zu schlechten Gerüchen führen:

- Knoblauch
- Zwiebeln
- Kreuzblütler (z. B. Brokkoli)
- Fisch
- Hülsenfrüchte (z. B. Bohnen)

Fünf zu empfehlende Lebensmittel, die zu guten Gerüchen führen:

- Vollkornreis
- Bananen
- Vollkornhaferflocken
- Karotten
- Joghurt

Die Geruchsbildung kann von verschiedenen Faktoren abhängen wie beispielsweise der individuellen Verdauung und der Art der Mikroben im Darm. Eine ausgewogene Ernährung kann dabei helfen, den Geruch des Stuhlgangs und der Darmgase zu nivellieren. Die normalen Körperfunktionen werden dadurch aber nicht beseitigt. Aus gesundheitlichen Aspekten ist dies nicht notwendig und aus psychohygienischen Aspekten kann man es sogar als schädlich ansehen, die normale Körperfunktion mit Krankheitsgefühl oder Gedanken an eine Fehlfunktion zu belegen.

Ausreichende Trinkmenge

Wie viel sollte man trinken? Diese Frage sinnvoll zu beantworten, ist nicht so trivial, wie man meinen möchte. Hersteller von Quellstoffpräparaten empfehlen, mindestens 200 ml Wasser zu jeder Dosis zu trinken. Bei 2 bis 3 täglichen Einnahmen sind dies schon einmal 400 bis 600 ml. Das ist jedoch die Menge, die zusätzlich zur normalen Trinkmenge hinzukommt. Und diese normale Trinkmenge ist individuell sehr unterschiedlich und medizinisch Anlass für hitzige Debatten.

Eine Frau, die 160 cm groß und 60 kg schwer ist und in nicht schweißtreibender Tätigkeit tätig ist, hat beispielsweise einen anderen Bedarf als ein Mann, der 190 cm groß und 100 kg schwer ist und in schweißtreibender Tätigkeit arbeitet. Die DGE gibt als Richtwert 1,5 l/d für gesunde Menschen, die keine Probleme mit Verstopfung haben, vor. Experten aus den USA empfehlen für gesunde Männer 3,7 l/d und für gesunde Frauen 2,7 l/d. Sie sehen, die Experten sind sich in dieser Frage überhaupt nicht einig. Wir empfehlen, auf eine tägliche Trinkmenge von 1,5–2 Liter zu kommen.

Daher nun ein etwas pragmatischerer, dafür aber lebensnaher Ansatz. Werden Sie zum Experten für sich selbst: Trinken Sie mindestens 1,5 l/Tag und achten Sie auf die Farbe Ihres Urins. Ist der Urin ziemlich dunkelgelb, trinken Sie definitiv zu wenig, hat er aber eine hellgelbe Farbe, sind Sie auf der richtigen Seite. Und des Weiteren haben Sie ja noch einen Indikator, nämlich Ihren Stuhlgang. Denn Sie werden rasch merken, wie der sich verändert, wenn Sie nicht nur eine Tasse Kaffee am Morgen, mittags vielleicht 200 ml Apfelsaft in der Kantine und abends vielleicht 500 ml alkoholfreies Bier trinken. Wenn Sie diese eingeschränkte Trinkmenge verdoppeln oder verdreifachen, werden Sie den Unterschied auch am Stuhlgang rasch merken.

Das SMART-Prinzip zur Trinkmenge

Um jeden Tag ausreichend zu trinken, gehen Sie am besten nach dem SMART-Prinzip vor:

S steht für »Seien Sie spezifisch«: Ich möchte 2,5 l/d trinken.

M steht für messbar: Bereiten Sie sich Ihre Trinkmenge in Flaschen vor, damit Sie abends wissen, ob diese leer sind oder tragen Ihre Trinkmenge in eine der vielen kostenfreien APPs ein.

A steht für achievable/erreichbar, im Deutschen oft anders als attraktiv bezeichnet: Wenn Sie nur eine Trinkmenge von 800 ml am Tag gewöhnt sind, erwarten Sie nicht Wunder von einem auf den anderen Tag, steigern Sie sich langsam. Dann sind es in den ersten Wochen erst einmal 1200 ml. Sonst werden Sie es nicht erreichen. Es muss in erster Linie für Sie umsetzbar sein! Etwas, das man gut verstanden hat und den Sinn dahinter sieht, ist deutlich attraktiver!

R steht für realistisch: Wenn Sie nur Trinkmengen von 800 ml gewohnt sind, werden Sie sicher nicht von heute auf morgen 2 l trinken. Seien Sie realistisch. In der ersten Woche vielleicht 1200 ml, in der zweiten Woche 1600 ml und so weiter. Ihr Körper ist ein »Gewohnheitstier« und wird sich mit der Zeit anpassen.

T steht für terminiert: Überlegen Sie sich einen Zeitpunkt in der Zukunft, bis wann Sie dieses Ziel umgesetzt haben möchten, und tragen ihn in Ihren Kalender ein. Holen Sie zudem Mitstreiter ins Boot, die Sie unterstützen, erinnern und auch gerne mitmachen.

Das Tolle ist, dass Sie das SMART-Prinzip auch auf andere Lebensbereiche anwenden können. So haben Sie gute Chancen, eine Verhaltensänderung erfolgreich umzusetzen.

Was passiert, wenn ich zu wenig trinke?

Wir hatten vorhin schon erwähnt, dass es sehr wichtig ist, wenn man Quellstoffe einnimmt, auf eine ausreichende und zusätzliche Trinkmenge zu achten. Aber auch wenn man diese Stoffe nicht regelmäßig einnimmt, ist eine ausreichende Flüssigkeitszufuhr wichtig. Der Dickdarm hat die Aufgabe, Wasser aus dem Stuhlbrei wieder in den Körper zurückzugewinnen. Und das ist der Grund, warum die Flüssigkeitszufuhr so wichtig ist: Trinken Sie zu wenig, wird Ihr Dickdarm alles geben, um Wasser nicht auszuscheiden, dem Stuhl wird also Wasser entzogen, dadurch wird der Speisebrei oder besser, das, was noch übrig ist, trockener und fester, und dadurch natürlich schwieriger auszuscheiden.

Tee

Manchmal hilft auch ein guter Tee. Verschiedenste Abführtees sind als Fertigmischungen in der Apotheke erhältlich. Noch besser ist der spezielle Verstopfungstee. Wenn Sie genau auf die Inhaltsstoffe der im Handel erhältlichen Verdauungstees oder den Tees der traditionellen chinesischen Heilkunde schauen, finden Sie oftmals Sennesfrüchte und Rhabarber als Zutaten. Diese sind als Abführmittel (Stimulanzien/Anthrachinone, Seite 113) gut wirksam.

Medizinaltees bei Verstopfung

Träger-Darm-Tee: Anisfrüchte (zerstoßen) 30 g, Fenchelfrüchte (zerstoßen) 30 g, Süßholzwurzel 20 g, Holunderblüten 20 g; bis drei Tassen am Tag. Pro Tasse einen Esslöffel der Teemischung mit kochendem Wasser aufgießen und 5–10 Minuten ziehen lassen. Zum Süßen eignet sich Stevia sehr gut.

Faulbaumrinden-Tee: ½ TL Faulbaumrinde mit 150 ml kochendem Wasser aufgießen, 10–15 Minuten ziehen lassen, 2-mal täglich trinken.

Rhabarberwurzel-Tee: 1–2 TL Rhabarberwurzel mit 150 ml kochendem Wasser aufgießen, 10–15 Minuten ziehen lassen, 2-mal täglich trinken, die Wirkung tritt erst nach 6–8 Stunden ein.

Sennesblätter-Tee: ½ TL Sennesblätter mit 150 ml 80° warmem Wasser aufgießen, 10–20 Minuten ziehen lassen, 1-mal täglich abends trinken (bei langfristiger Anwendung Rücksprache mit einem Arzt halten).

Woche 2: Mikrobiom stärken

Holen Sie sich die Abführer ins Team! Nutzen Sie Mikronährstoffe und integrieren Sie Bewegung in Ihren Alltag für eine gesunde Verdauung und mehr Wohlbefinden. Sie schaffen das!

Der Darmtransit ist das Ergebnis eines differenzierten Zusammenspiels verschiedenster externer Einflussfaktoren wie Nahrungszusammensetzung, Trinkmenge und körperliche Bewegung sowie interner Einflussfaktoren wie Verdauungsaktivität, Aktivität der Darmnerven, Darmlänge und Darmmikrobiom. Gerade das Darmmikrobiom stellt in diesem Zusammenhang einen bedeutenden Faktor dar, dessen Rolle in Grundzügen sehr gut verstanden ist.

Darmmikrobiom

In unserem Darm leben Milliarden Mikroorganismen, kurz auch Mikroben genannt, die als Darmmikrobiom bezeichnet werden. Jeder von uns trägt mehr als 1000 verschiedene Mikrobenarten in sich. Dabei handelt es sich um einen kleinen Teil Viren und Pilze, etwa 99 % des Darmmikrobioms sind etwa 100 Billionen Bakterienzellen.

Diese Mikroben unterstützen die Verdauungsfunktionen, das Immunsystem und sind auch an der Regulation der Stuhlgangstextur beteiligt, um nur einige der Funktionen zu nennen. Um das Mikrobiom zu erfassen, bedarf es keiner umfangreichen Stuhltestungen, denn solche Testungen sind medizinisch nicht empfohlen. Vielmehr ist es wichtig zu verstehen, wie ein gesundes Mikrobiom gefördert werden kann, denn ein gesundes Mikrobiom kann einen weichen, regelmäßigen Stuhlgang unterstützen. Unter einem gesunden Mikrobiom, das medizinisch eubiotisches Mikrobiom genannt wird, verstehen wir ein artenreiches Mikrobiom, das frei von krankmachenden Keimen ist. Das soll also unser Ziel sein. Eine Verarmung an Arten tritt vor allem unter einseitigen Ernährungsformen, unter ballaststoffarmer Ernährung, unter mangelhafter Bewegung und nach Antibiotikatherapien auf. Aus diesem Wissen ergeben sich verschiedenste Ansatzpunkte, um ein artenarmes Mikrobiom, das dysbiotisches Mikrobiom genannt wird, zu vermeiden.

Ausreichende Bewegung

Es mag überraschend klingen, aber ausreichende Bewegung beeinflusst unser Mikrobiom enorm, und das hat jeder von uns selbst im Griff. Ab Woche 3 beginnt unser Bewegungsprogramm, aber schon in Woche 2 können Sie darüber nachdenken, wie Sie mehr Bewegung in Ihren Alltag oder als Entspannungsspaziergang am Abend einbauen können.

Ausgewogene Ernährung

Achten Sie auf eine ausgewogene Ernährung. Dies sollte Ihnen mit den Rezepten in diesem Buch nun einfach gelingen. Sorgen Sie für Variabilität in der Ernährung und viele verschiedene pflanzliche Lebensmittel. Ihr Mikrobiom wird es Ihnen mit einem Mehr an Gesundheit danken. Hilfreich sind auch probiotische Lebensmittel wie Kefir, Sauerkraut und Kimchi.

Einnahmen von Probiotika?

Vielfach werde ich gefragt, ob die Einnahme von Probiotika-Präparaten, also lebenden Mikroben, hilfreich sein könnte. Ja, in der Tat können Probiotika-Präparate bei der Behandlung einer Verstopfung hilfreich sein. Derartige Präparate enthalten einzelne Keimarten oder Kombinationen von bis zu 20 verschiedenen Keimarten. In klinischen Studien sind einzelne dieser Probiotika in der Behandlung von Verstopfungssymptomen hilfreich. Gut belegt ist die Wirkung von

- Lactobacillus casei Shirota (Yakult)
- Bifidobacterium animalis ssp. lactis DN-173010 (Activia)
- Escherichia coli Stamm Nissle 1917 (Mutaflor)
- Lactobacillus reuteri (Bigaia)

Hierbei ist aber verschiedenstes zu beachten:

- Man kann nicht vorhersagen, wem solche Probiotika helfen und wem nicht: Probieren Sie aus, welches Präparat hilft und welches nicht.
- Probiotika sind nicht für den dauerhaften Einsatz gedacht, sondern für den kurzfristigen Einsatz für beispielsweise 4–6 Wochen. Danach sollte die Einnahme derartiger Präparate wieder beendet werden. Demnach sind diese für eine dauerhafte Verstopfungsproblematik nicht die am besten geeignete Lösung.
- Unser Darm ist die Zufuhr von Keimen nicht gewöhnt. Dies kann dazu führen, dass die Regenerationsfähigkeit des ei-

genen Mikrobioms beeinträchtigt wird. Auch dies ist ein Grund, auf eine dauerhafte Einnahme oder sogar die gleichzeitige Einnahme von verschiedenen Probiotika zu verzichten.

Das eigene Mikrobiom pflegen

Wesentlich nachhaltiger ist es hingegen, auf Keime auszuweichen, an die unser Darm gewöhnt ist und zusätzlich den eigenen Mikroben einen angenehmen Lebensraum zu schaffen und sie mit Nährstoffen zu füttern, vergleichbar dem Düngen eines Rasens. Diese Lebensmittel nennt man Präbiotika.

Ballaststoffe Die Mikroben lieben Ballaststoffe. Wir können davon gar nicht genug essen. Heutzutage wird eine tägliche Ballaststoffaufnahme von mindestens 30 bis 35 g am Tag empfohlen. Diese Ballaststoffe nehmen wir mit pflanzlichen Lebensmitteln, insbesondere Vollkornprodukten und Gemüse auf. Wenn wir es besonders gut mit der Darmflora meinen, dann können diese Ballaststoffe der Ernährung mit Ballaststoffsupplementen ergänzt werden.

Als präbiotische Therapie wird die in Woche 1 eventuell schon begonnene Einnahme von Flohsamenschalen nun regelmäßig und täglich eingebaut. Geschrotete Flohsamenschalen sind hierzu besonders gut geeignet. Begonnen wird mit 1 TL am Tag und jede Woche etwas gesteigert, sodass Sie am Ende von Woche 2 bei 2 EL ankommen. Um bei der Ballaststoffsupplementierung Einseitigkeit zu vermeiden, kann alternativ zu Flohsamenschalen abwechselnd auch auf Akazienfasern, Guarkernmehl, Methylzellulose und viele weitere andere Ballaststoffe gesetzt werden.

Ein individuelles Ausprobieren der verschiedenen präbiotischen Ballaststoffe und sogar das abwechslungsreiche Anwenden ergeben in der Verstopfungsbehandlung ab Woche 2 Sinn. Vergessen Sie nicht, dabei auf eine ausreichende Trinkmenge zu achten. Ein auf diese Weise unterstütztes Darmmikrobiom dankt dies mit artenreichem Wachstum und spürbarer Verbesserung der Stuhlgangsfunktion. Eine reichhaltige und aktive Darmflora produziert als Begleiterscheinung auch Darmgase, das mag am Anfang unangenehm sein, ist aber Teil einer normalen Verdauungsfunktion. Sehen Sie es einfach als das, was es ist: der Dank eines gut funktionierenden Darmmikrobioms.

Naturjoghurt In Woche 2 unterstützen wir das Mikrobiom mit probiotischen Lebensmitteln, die Keime enthalten, die unser Darm gewohnt ist und von denen wir wissen, dass sie für Verdauung und allgemeine Gesundheit förderlich sind. Essen Sie zu diesem Zweck ein Naturjoghurt am Tag und achten Sie darauf, dass der Joghurt nicht pasteurisiert ist und dass in der Herstellung die Spezies Lactobacillus Bulgaricus oder Lactobacillus acidophilus verwendet wurden. Sie werden merken, Ihre Verstopfung wird sich bessern.

Die 5 besten Booster fürs Mikrobiom

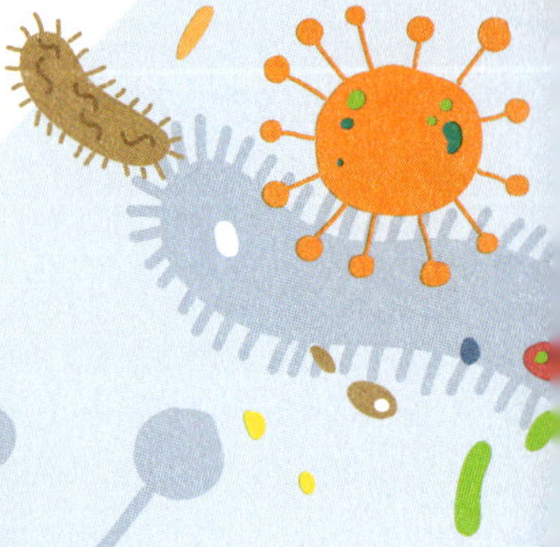

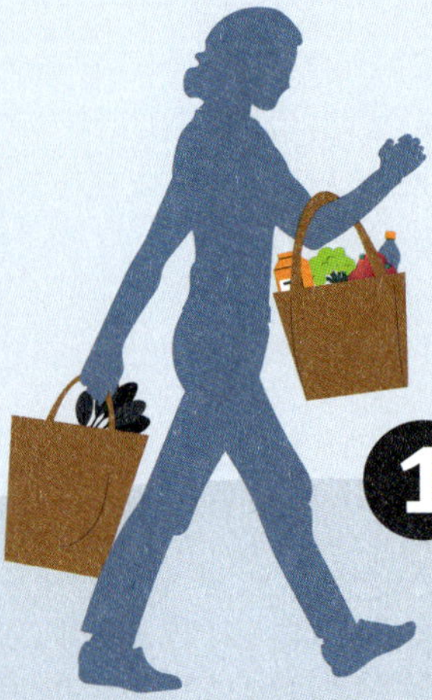

1

5 x 30 Minuten moderate Bewegung pro Woche

Integrieren Sie Bewegung am besten als flotten Fußmarsch in Ihren Alltag. Entwickeln Sie Routinen. Vielleicht steigen Sie auf der Heimfahrt von der Arbeit einfach eine Haltestelle früher aus und gehen zu Fuß weiter oder nehmen statt der Rolltreppe die Treppe.

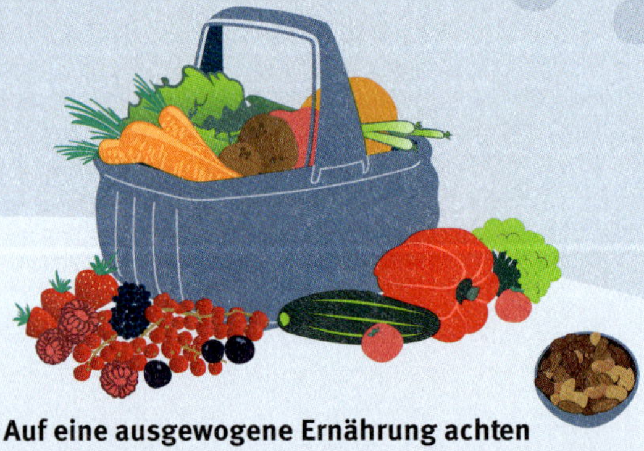

2

Auf eine ausgewogene Ernährung achten

»Eat the Rainbow« – essen Sie täglich bunt und vielfältig, vor allem pflanzliche Lebensmittel wie rote Tomaten oder Himbeeren, grünen Brokkoli, Kiwi oder Zucchini und gelbe Paprika. Kombinieren Sie farbenfroh!

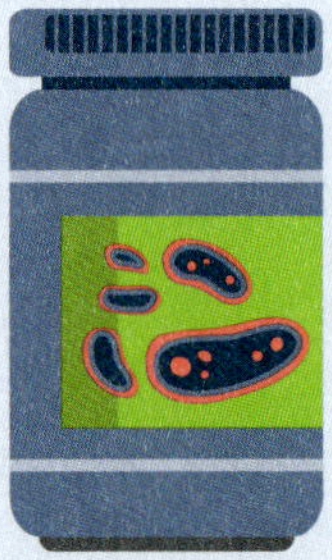

3

Probiotika einnehmen

Gesundheitsfördernde Mikroorganimsen helfen Ihrem Darm auf die Sprünge. Die Präparate sind geeignet für eine kurzfristige Kur von vier bis sechs Wochen. Probieren Sie aus, welches Ihnen hilft.

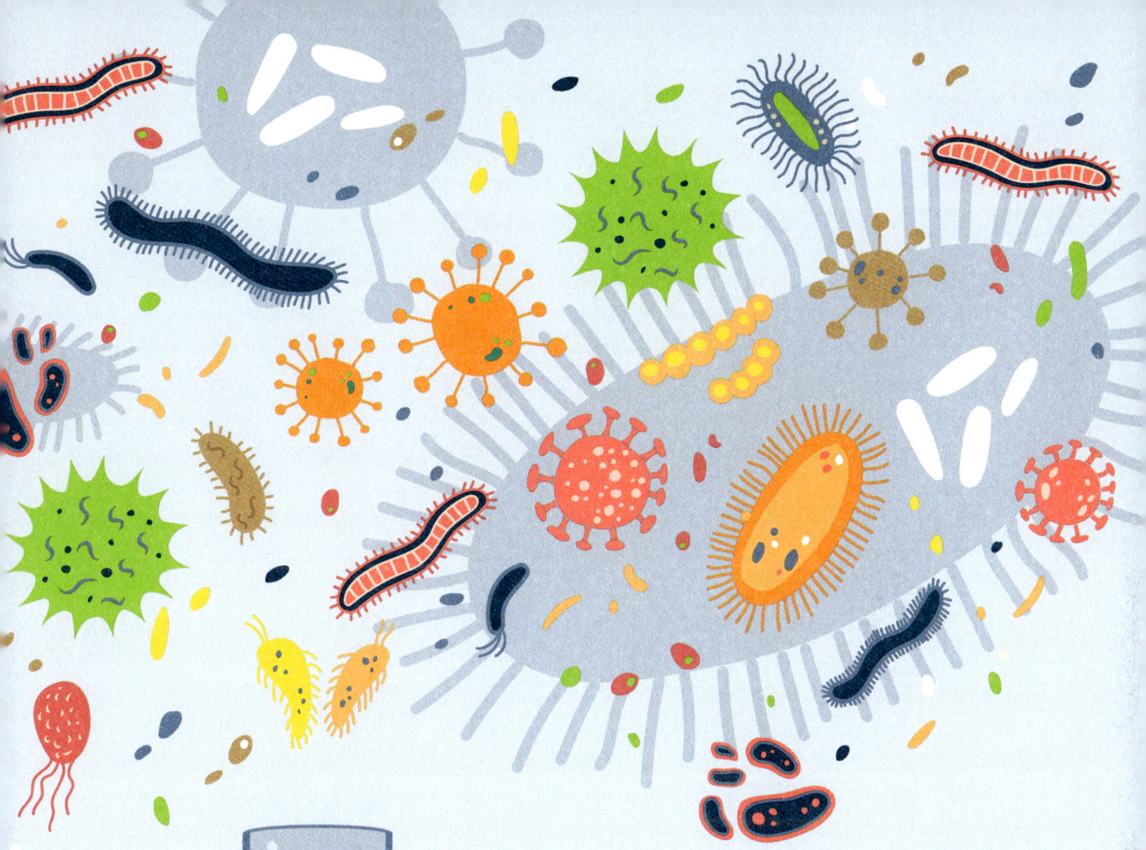

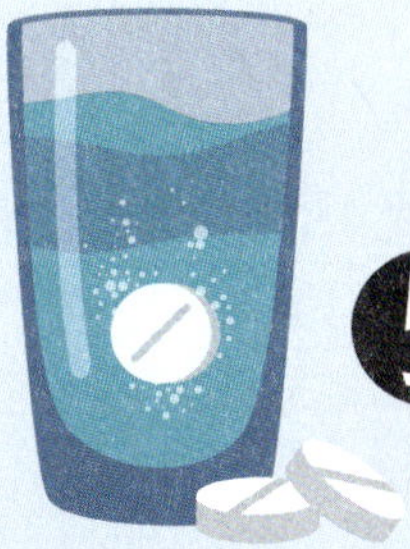

5 Einnahme des Mikronährstoffs Magnesium als Trinklösung

Magnesium ist wichtig für Ihre Darmtätigkeit. Günstigen Einfluss haben vor allem Magnesiumsulfat (Bittersalz, Epsom Salz), Magnesiumcitrat und Magnesiumperoxid.

Darmgünstiges Trinken:

1 x am Tag 1 EL Epsom Salz in 500 ml Wasser

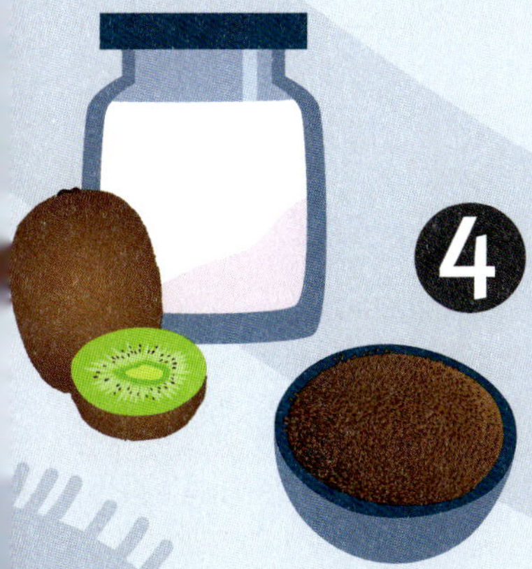

4 Auf Präbiotika setzen

Füttern Sie Ihre eigenen Mikroben mit relevanten Lebensmitteln, sogenannten Präbiotika. Fördern Sie so die Aktivität und das Wachstum Ihrer Darmbewohner. Wichtig sind vor allem Ballaststoffe (empfohlen werden mind. 30 bis 35 g am Tag), aber auch Kiwis. Naturjoghurt liefert dann die notwendigen Probiotika.

Kiwi-Therapie Außerdem beginnen wir ab Woche 2 mit der präbiotischen Kiwi-Therapie. Für kaum ein anderes Lebensmittel ist in solch fundierter Datenlage belegt, dass Verstopfungsbeschwerden gebessert werden. Bauen Sie ab Woche 2 jeden Tag zwei Kiwis in den Speiseplan ein, am besten gleich in den Joghurt, und der Teelöffel Flohsamenschalen, den Sie aus Woche 1 fortsetzen, kommt auch noch hinein. Wem täglich 2 Kiwis zu einseitig sind, der kann flexibel eine Kiwi durch wahlweise 4 Trockenpflaumen oder 6 getrocknete Aprikosen ersetzen.

Mikronährstoff Magnesium

Ab Woche 2 empfehlen wir Ihnen, die Wirkung des Mikronährstoffs Magnesium auszuprobieren. Magnesium gibt es in verschiedenen Zusammensetzungen und Darreichungen. Günstigen Einfluss bei Verstopfung haben vor allem Magnesiumsulfat (Bittersalz, Epsom Salz), Magnesiumcitrat und Magnesiumperoxid, wobei gerade Magnesiumperoxid auch sehr gut gegen Blähungen hilft. Andere Salze von Magnesium sind zur Besserung von Verstopfungsbeschwerden weitaus weniger gut geeignet. Dazu finden Sie mehr Informationen bei der medikamentösen Therapie (Seite 108).

Magnesiumlösungen werden meist gut vertragen und von den Einnehmenden als angenehm empfunden. Zumeist wird 1 Esslöffel Magnesiumsulfat (z. B. Epsom Salz) in 500 ml Wasser aufgelöst und über den Tag verteilt getrunken. Das erhöht auch gleichzeitig Ihre Trinkmenge.

Darmgünstiges Trinken: 1 × am Tag 1 EL Epsom Salz in 500 ml Wasser.

Woche 3: Aktiv werden

Entdecken Sie die Vorteile von aerobem und anaerobem Training. Kombinieren Sie diese mit Entspannungsübungen und Yogatherapie für Ihr ganzheitliches Wohlbefinden!

Aus klinischen Studien wissen wir, dass regelmäßige Bewegung eine natürliche und nebenwirkungslose Gesundheitsmaßnahme darstellt, die auch Ihren Darm und das darin lebende Mikrobiom in Schwung bringen kann. Ergänzend sind auch Entspannungsübungen, medizinisches Yoga sowie die Selbstmassage des Bauches etablierte Therapieverfahren.

Die Wirkung der Bewegung

Leider sitzen wir im Alltag meist. Vom Frühstückstisch aufgestanden, mit dem Auto in die Arbeit, gleich wieder sitzend vor den PC, kurzes Mittagessen in der Kantine, dann wieder am PC, mit dem Auto nach Hause, um vom Abendessenstisch direkt vor den Fernseher, Laptop, Tablet oder Spielekonsole zu gehen. Der Körper des Menschen ist aber eigentlich für eine Gehstrecke von 15 km pro Tag ausgelegt. Denn vor nicht allzu langer Zeit war unsere Spezies noch als Nomaden unterwegs, um Nahrung zu suchen. Inzwischen gibt es Prognosen, wie sich der gesundheitliche Zustand der Menschheit durch diesen sitzenden Lebensstil dramatisch verschlechtern wird.

Wenn wir uns bewegen, muss unser Herz öfter und kräftiger schlagen, um genügend Sauerstoff in unsere Muskeln zu transportieren. Denn Sauerstoff wird benötigt, um Energie für jegliche Bewegung aus dem im Körper gespeicherten Zucker oder auch aus Fett zu gewinnen. Der Sauerstoff wird in den roten Blutkörperchen durch unsere Blutgefäße zu den Zielorganen transportiert. Es ist zwar wissenschaftlich nicht ganz korrekt, aber leichter verständlich: Ihre Wasserleitungen im Wohnhaus müssen regelmäßig durchgespült werden, damit sich nicht so viel Kalk absetzt und in etwa so verhält es sich auch mit Ihren Blutgefäßen. Und auch Ihr Darm ist an die Blutversorgung des Körpers angeschlossen. Wird Ihr Darm nicht ab und an gut durchblutet, kann auch die glatte Muskulatur, die Ihre Verdauungsorgane umgibt, nicht ausreichend arbeiten.

Zur verbesserten Durchblutung gehört vor allem auch ein mechanischer Aspekt, wenn beispielsweise durch die Bauchpresse bei Situps Druck von außen auf den Darm ausgeübt wird. Auf molekularer Ebene werden vom Skelettmuskel bei Muskelaktivität sogenannte Myokine produziert. Myokine sind Hormone, die z. B. die Dehnbarkeit der Gefäße erhöhen, was wiederum die Durchblutung verbessert. Sogar das Hirnvolumen steigt durch regelmäßige Bewegung. Es wird heute davon ausgegangen, dass Myokine an der Darm-Hirn-Achse und beim Mikrobiom im Darm eine bedeutende Rolle spielen, zumindest gibt es erste Hinweise dafür. Wie genau die Myokin-Darm-Hirn-Kommunikation wirkt, das werden zukünftige Wissenschaftler herausfinden müssen. Muskelzellen wurden lange Zeit als unwichtig und nur als Kraftlieferant abgetan. Sie sind aber wie alle anderen Organe auch Hormonproduzenten und in ihrer Funktion und Wichtigkeit auch für den Darm nicht zu unterschätzen.

Spazieren gehen mit dem SMART-Prinzip

Spezifisch: Ich möchte regelmäßig flott spazieren gehen.
Meßbar: Jeden Tag 30 Minuten, donnerstags habe ich Pause.
Achievable: Da ich keine Gehbehinderung habe, sollte das erreichbar sein.
Realistisch: Das ist für mich realistisch. Ich kann jede Mittagspause für einen kleinen Spaziergang nutzen.
Terminiert: Ich probiere das jetzt erst Mal für 14 Tage, dann sehe ich, ob es einen Effekt auf meine Verstopfung hat.

Täglich spazieren gehen

Eine sehr einfach umzusetzende Maßnahme ist ein täglicher Spaziergang, gerne auch flott, sodass man leicht ins Schwitzen kommt. Wöchentliches Minimum sollte das Äquivalent von 5 × 30 Minuten flott spazieren gehen sein. Am besten gelingt Ihnen dies, wenn Sie diese Strecken in den Alltag einbauen. Ihr Arbeitsplatz ist 1 km entfernt von daheim? Fantastisch, 15 Minuten hin und 15 Minuten zurück, zu Fuß. In einer Arbeitswoche sind dies dann schon 5 × 30 Minuten. Versuchen Sie dabei, Ihre Schritte weit nach vorne ausladend zu nehmen und nicht nur Trippelschritte zu machen. Die weit ausladenden Schritte öffnen das ansonsten wenig mobilisierte Becken und erleichtern den Weitertransport von Stuhlgang im Enddarm-Becken-Bereich.

Natürlich ist jede Art von Ausdauertraining (aerobes Training) erlaubt, auch Radfahren oder Schwimmen sind möglich. Wer lieber einen Kurs bei einem der vielen Sportvereine in Deutschland besucht, weil dort die beste Freundin eh schon ist, bucht sich gerne bei Zumba, Aerobic oder Bodystyling ein, dann aber auch zweimal die Woche. Zu zweit geht es dann ohnehin leichter! Auch für anaerobes Training wie das Hochintensive Intervalltraining (HIIT) oder Gewichtheben, das nur kurze, aber intensive Bewegungen beinhaltet, konnte ein positiver Effekt auf Verstopfungsbeschwerden gezeigt werden.

Weitere unterstützende Mind-Body-Maßnahmen

Natürlich führen viele Wege nach Rom und es gibt verschiedene weitere Mind-Body-Maßnahmen, die Ihre Verstopfungsbeschwerden verbessern können. Zur Entspannung haben Sie verschiedene Möglichkeiten, zum Beispiel

- progressive Muskelrelaxation
- autogenes Training
- Achtsamkeitstraining
- Darmhypnose

Diese Verfahren können Sie sich sehr einfach selbst beibringen, aber auch im Rahmen von kostengünstigen Kursen bei der Volkshochschule erlernen. Zahlreiche fachlich fundierte CDs, DVDs und Tutorials auf Youtube sind eine legitime Quelle.

Es gibt ausreichend viele seriöse Angebote im Internet, wie z. B. der Gesundheitskanal der AOK auf Youtube, der progressive Muskelrelaxation, Achtsamkeitstraining und autogenes Training anbietet. Wichtig ist, wie immer, dass diese Verfahren nur wirken werden, wenn Sie sie regelmäßig anwenden. Verhaltensänderungen sind am Anfang immer schwer, die Kontinuität und die Regelmäßigkeit werden jedoch zum Erfolg führen: Geben Sie sich Zeit, arbeiten Sie nach dem SMART-Prinzip. Spätestens nach drei Monaten wird das neue Verhalten zur Routine. Laufen haben Sie auch nicht innerhalb eines Tages erlernt.

Ernährung ab Woche 3: Haferflocken

In Woche 1 haben wir eine Ernährungsumstellung begonnen, die wir in Woche 2 intensiviert haben. Bleiben Sie dran und lassen Sie sich nicht entmutigen, auch die Umstellungen und neuen Gewohnheiten in Ihrem Körper brauchen Zeit.

Jetzt, in Woche 3, werden wir die in Woche 2 begonnenen Joghurt-, Kiwi- und Ballaststoffsupplemente um ein weiteres Highlight erweitern: Haferflocken! Ab dieser Woche gibt es zum Frühstück Haferflocken mit Kiwi, Joghurt und wechselnden Ballaststoffzusätzen. Wem dies zu trocken ist, der kann noch etwas Kefir oder Milch ergänzen. Als tägliche Variation ergänzen Sie Obst wie Blaubeeren, Banane, Pfirsich, Feigen oder was eben gerade Saison hat, und zum Süßen, wenn gewollt, eignen sich Honig oder geriebener Apfel.

Yogatherapie

Yoga ist in aller Munde, allerdings wird es in Deutschland oftmals zu kompetitiv praktiziert und hat nur noch wenig mit der achtsamen Bewegung, die aus dem Buddhismus kommt, zu tun. Denn darum geht es in erster Linie im Yoga: seinen Körper achtsam wahrnehmen, auch die Grenzen zu spüren, dann nicht zu bewerten und eine Bewegung nur soweit ausführen, wie es sich für Sie gut anfühlt. Es ist kein Wettbewerb, wer die Pose am besten einnimmt.

Yogaübungen werden im Rhythmus des Ein- und Ausatmens ausgeführt. Das fällt zu Beginn gelegentlich etwas schwer, ist aber erlernbar. Sie werden merken, dass es Ihnen, wenn Sie eine gewisse Routine haben, immer leichter fällt und irgendwann kommt der Atem dann ganz von allein. Von einer langjährigen Yogalehrerin sollten Sie die Einstellung übernehmen:

»Wer beim Yoga über seine Grenzen geht, hat Yoga nicht verstanden.«

Bestehen Motivationsprobleme?

Noch ein Gedanke zu Beginn: Ist es nicht einfach ein großartiges Gefühl, sich Zeit nur für den eigenen Körper und das eigene Wohlbefinden zu nehmen, ganz eigenverantwortlich? Versuchen Sie gerne das Bild im Kopf entstehen zu lassen, wie stolz Sie auf sich sind, wenn Sie jeden zweiten Tag Ihre Übungen absolviert haben. So machen das die Hochleistungssportler und Profimusiker nämlich auch, wenn die fünfte oder sechste Stunde harter Trainingseinheiten noch vor ihnen liegt. Sie imaginieren, wie sie auf dem Treppchen stehen oder wie der Applaus nach einem gelungenen Konzert tost. Dann fällt es leichter. Ein weiteres Bild, das sich ebenfalls als hilfreich erwiesen hat: Sport ist eine Verabredung mit sich selbst und seinem Körper.

Hier folgen nun medizinische Yoga-Übungen, von denen neben flottem Spazieren gehen bekannt ist, dass sie verdauungsfördernde Effekte haben, einen trägen Darm in Schwung bringen und die Sie zu Hause leicht ohne viel Aufwand durchführen können. Die Fortgeschrittenen können gerne einen sogenannten Yoga-Flow daraus machen, d. h. sie verbinden die einzelnen Übungen im Rhythmus ihres Atems miteinander.

Was Sie dafür brauchen:

- eine rutschfeste Unterlage; sollten Sie keine zur Hand haben, ist es wichtig, barfuß zu üben
- bequeme Kleidung, die Sie nicht einschnürt und in der Sie genügend Bewegungsfreiheit haben
- Zeit für sich, ohne Störung und Unterbrechung. Handy aus! Der Familie Bescheid geben, dass Sie nicht gestört werden möchten. Sie haben jetzt ein Date mit sich!
- Achten Sie darauf, den Raum gut zu lüften, denn frische Luft unterstützt Ihr Wohlbefinden.
- Wenn möglich, wählen Sie einen ruhigen, angenehmen Ort, an dem Sie sich wohlfühlen.
- Legen Sie sich, wenn Sie möchten, ein kleines Kissen oder eine Decke bereit. Falls Sie einen Yoga-Block zur Hand haben, kann dieser hilfreich sein.
- Sanfte Hintergrundmusik kann helfen, die Atmosphäre zu entspannen – aber nur, wenn es Ihnen gefällt.
- Trinken Sie vor Beginn ein Glas Wasser, um ausreichend hydriert zu sein.
- Haben Sie Geduld mit sich selbst – alles darf sein, nichts muss perfekt sein.
- Erlauben Sie sich, für diese Zeit ganz präsent bei sich zu sein, ohne Bewertung.

Das richtige Atmen beim Yoga: Atmen Sie während der gesamten Praxis ruhig und gleichmäßig nur durch die Nase, der Mund bleibt dabei entspannt geschlossen. Die Atmung ist Ihr Anker – sie schenkt Ruhe, Konzentration und Energie. Richten Sie Ihre volle Aufmerksamkeit auf den Atemfluss. Versuchen Sie, jede Bewegung bewusst mit dem Rhythmus Ihres Atems zu verbinden. So entsteht ein harmonischer Fluss zwischen Körper und Geist.

Besonders ans Herz legen möchten wir Ihnen den medizinischen Yogaflow bei Verstopfung. Sanfte, gezielte Bewegungsabfolgen fördern die Durchblutung, regen die Verdauung an und unterstützen das Wohlbefinden. Im Folgenden stellen wir Ihnen die Übungen Schritt für Schritt vor. Nehmen Sie sich Zeit, gehen Sie achtsam vor und hören Sie dabei stets auf die Signale Ihres Körpers.

Yogaflow bei Verstopfung

Bringen Sie sanft Bewegung in Ihren Bauch – mit gezielten Yoga-Übungen gegen Verstopfung. Aktivieren Sie Ihre Verdauung, lösen Sie Spannungen und spüren Sie neue Leichtigkeit. Sanft. Natürlich. Effektiv.

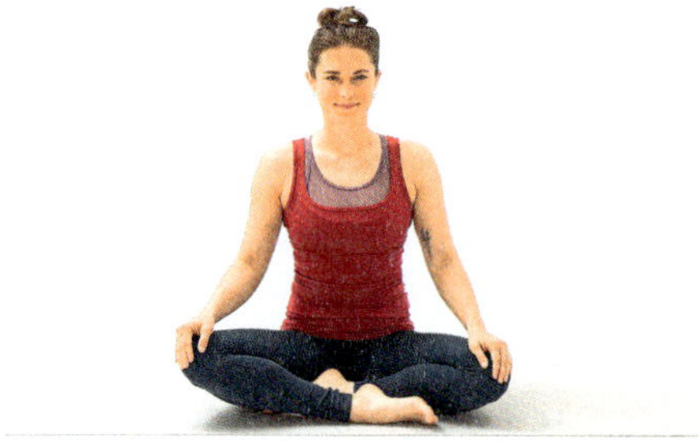

Atemmeditation in einfacher Sitzhaltung (Seite 86)

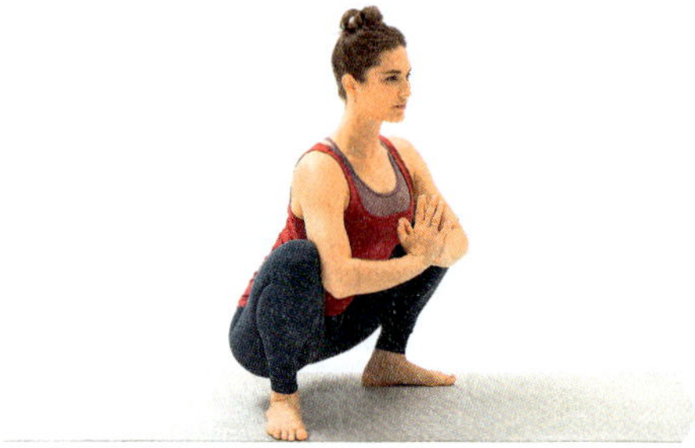

Girlande (Seite 87)

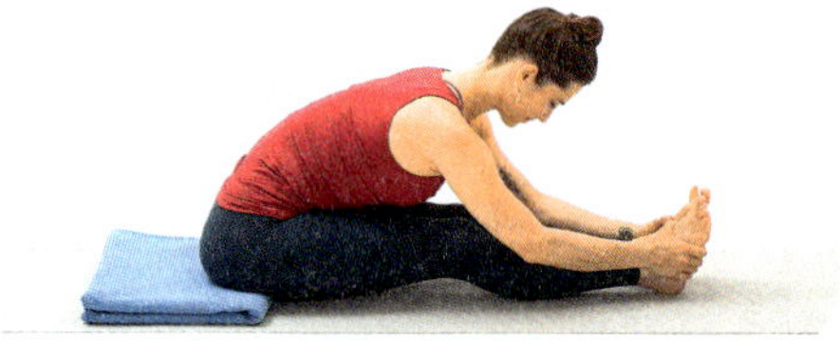

Sitzende Vorwärtsbeuge (Seite 88)

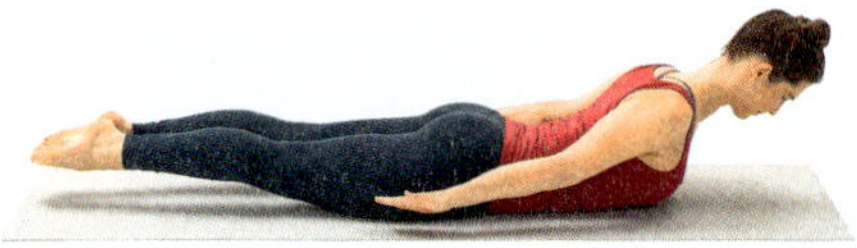

Heuschrecke (Seite 89)

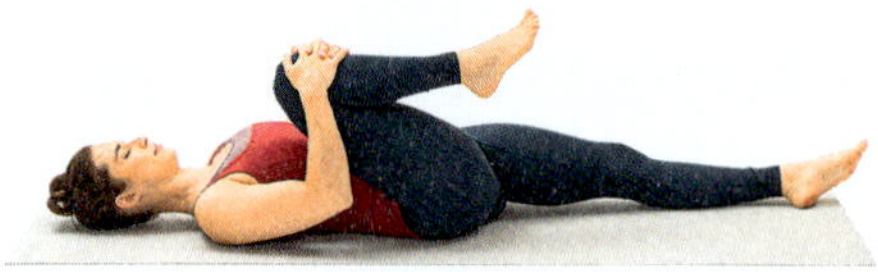

Windlösende Stellung (Seite 90)

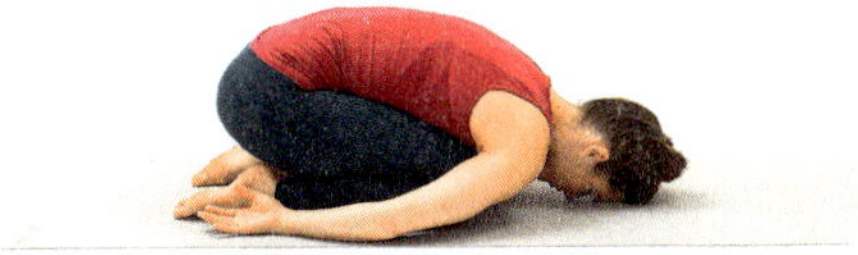

Stellung des Kindes (Seite 92)

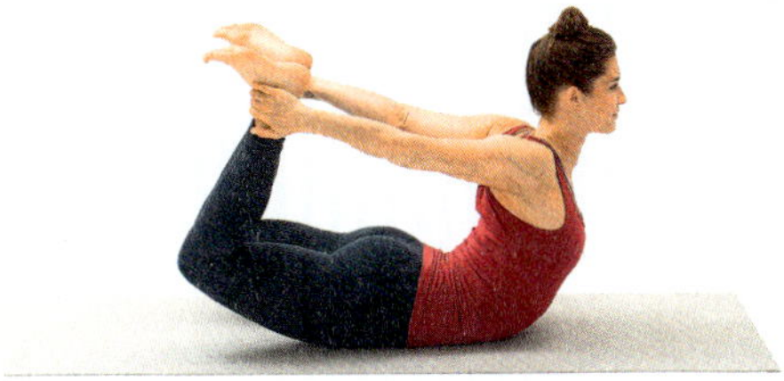

Bogen (Seite 94)

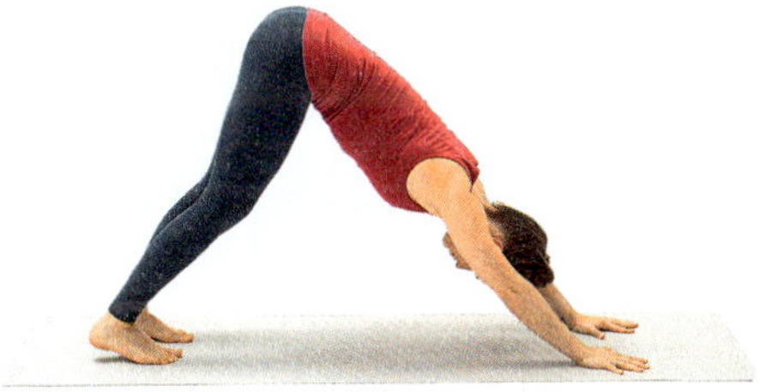

Herabschauender Hund (Seite 95)

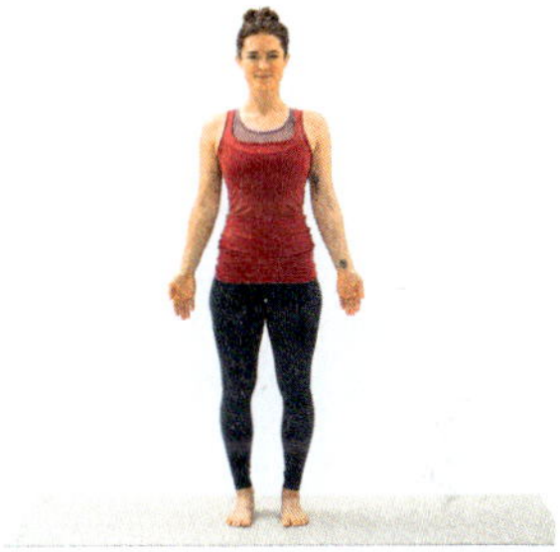

Berg (Seite 96)

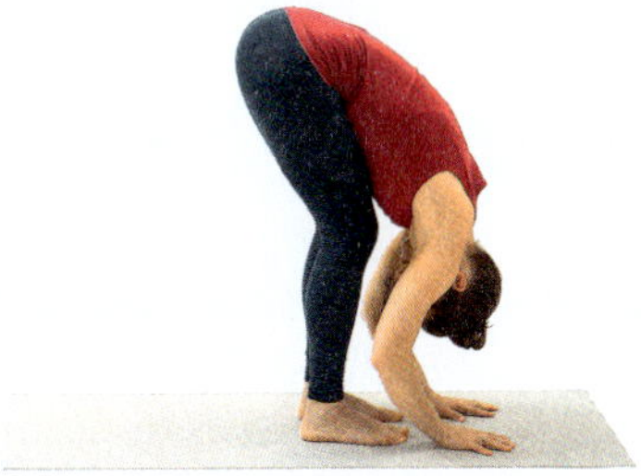

Stehende Vorwärtsbeuge (Seite 97)

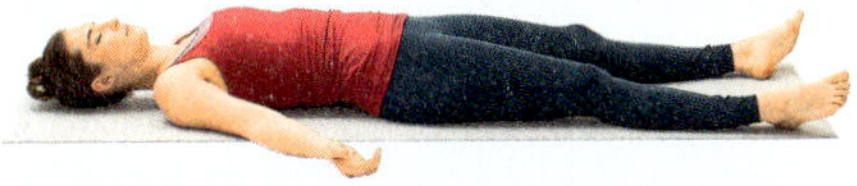

Totenstellung (Seite 98)

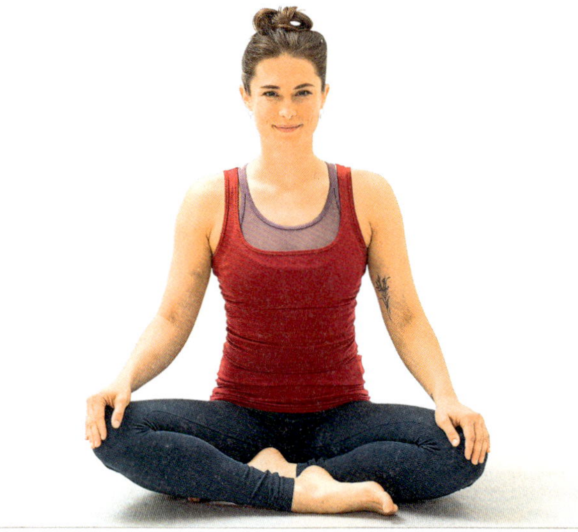

Atemmeditation in einfacher Sitzhaltung

» Sukhasana

Anleitung

- Kommen Sie auf dem Boden oder auf einem Stuhl in eine aufrechte Sitzhaltung.
- Spreizen Sie die Finger der rechten Hand und beugen dann Zeige- und Mittelfinger zur Handfläche zurück.
- Legen Sie den Daumen an den rechten Nasenflügel, Ring- und kleinen Finger an den linken Nasenflügel. Verschließen Sie das rechte Nasenloch mit leichtem Druck des Daumens und atmen Sie tief durch das linke ein.
- Sobald Ihre Lungen vollständig mit Luft ausgefüllt sind, schließen Sie mit Ring- und kleinem Finger den linken Naseneingang und geben den rechten Naseneingang frei. Anschließend atmen Sie durch das rechte Nasenloch aus. Auf gleichem Wege atmen Sie wieder tief ein.
- Verschließen Sie nun die rechte Nasenseite mit dem Daumen und lösen Sie Ring- und kleinen Finger vom linken Nasenloch. Atmen Sie links aus. Führen Sie diese Wechselatmung etwa 6- bis 8-mal durch. Versuchen Sie mindestens vier Runden mit 6 bis 8 Atemzügen.

Wirkung

- Verbessert die Lungenkapazität und stärkt die Atemwege.
- Gibt innere Ruhe und Kraft.

Girlande

» Malasana

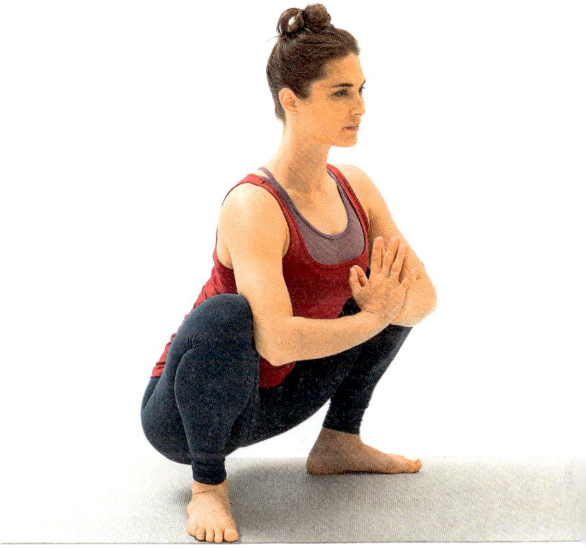

Anleitung

- Kommen Sie in einen aufrechten Stand.
- Stellen Sie die Füße etwa in der Breite der Matte auf, Ihre Zehen zeigen leicht nach außen.
- Bringen Sie Ihre Hände in eine Gebetshaltung vor dem Herzen und geben Sie sanften Druck in die Handflächen.
- Ausatmend kommen Sie in eine tiefe Hocke.
- Ihre Knie halten Sie mit den Ellenbogen auseinander, die Wirbelsäule ist lang. Ihr Oberkörper kann leicht nach vorn gebeugt sein. Ihre Schultern und der Nacken bleiben entspannt.
- Falls es Ihnen schwerfällt, die Fersen unten zu halten, legen Sie ein zusammengerolltes Handtuch darunter.
- Atmen Sie 6- bis 8-mal tief ein und aus und kommen Sie schließlich in den Stand zurück.
- Wiederholen Sie die Übung einmal.

Wirkung

- Belebt die Bauchorgane.
- Macht den unteren Rücken weich.
- Erhöht die Mobilität des Beckens.

Zu beachten

- Bei schweren Knieverletzungen sollten Sie auf diese Übung verzichten.

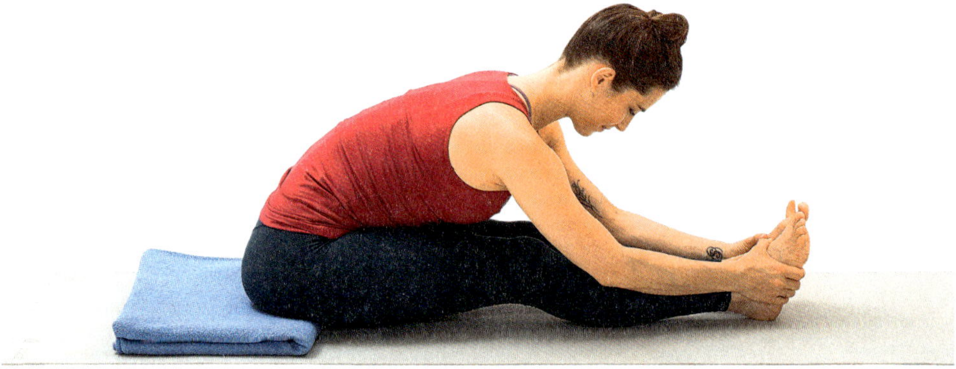

Sitzende Vorwärtsbeuge

›› Pascimottanasana

Anleitung

- Setzen Sie sich aufrecht auf die Matte und strecken Sie die Beine aus.
- Ziehen Sie die Zehen zu sich heran, während die Fersen nach vorne geschoben werden.
- Mit der Ausatmung spannen Sie Bauch und Beckenboden an und lassen sich aus der Hüfte mit geradem Rücken nach vorne sinken. Dabei ist es wichtig, dass die Wirbelsäule lang und die Beine gestreckt bleiben.
- Legen Sie Ihre Hände an Schienbeinen, Sprunggelenken oder Füßen ab.
- Spüren Sie die Dehnung.
- Behalten Sie die Position für 10 bis 15 Atemzüge bei.
- Einatmend kommen Sie in einen aufrechten Sitz zurück.
- Wiederholen Sie die Übung nach einigen Atemzügen einmal.

Wirkung

- Stimuliert die Verdauung und kräftigt die Bauchorgane.
- Dehnt Wirbelsäule und Beinrückseiten.

Zu beachten

- Bei Bandscheibenvorfällen (vor allem im Lendenwirbelbereich) sollten Sie auf diese Übung verzichten.

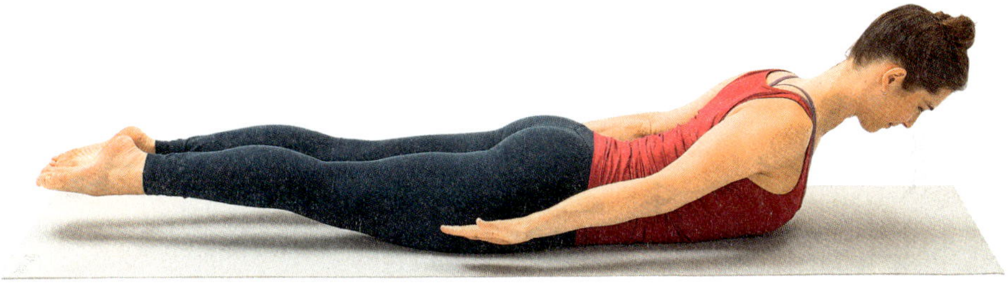

Heuschrecke

» Salabhasana

Anleitung

- Legen Sie sich mit geschlossenen Beinen in ganzer Länge auf den Bauch.
- Strecken Sie die Arme parallel zum Körper nach hinten und drehen Sie die Handflächen zueinander.
- Mit der Einatmung heben Sie gleichzeitig Kopf, Brust und Beine an und aktivieren dabei Gesäß-, Oberschenkel- und Rumpfmuskulatur.
- Halten Sie die Körperspannung aufrecht und lassen Sie ihre Arme und Beine gestreckt.
- Achten Sie darauf, dass Sie nicht in ein Hohlkreuz fallen.
- Halten Sie diese Stellung, solange es mit gleichmäßiger Atmung möglich ist.
- Ausatmend senken Sie Brust, Arme und Beine ab, entspannen für 30 Sekunden und wiederholen die Übung noch 2-mal.

Wirkung

- Aktiviert die Bauchorgane und fördert die Verdauung.
- Stärkt die Muskulatur der gesamten Körperrückseite.

Zu beachten

- Bei starken Rückenbeschwerden sollten Sie auf diese Übung verzichten.

Windlösende Stellung

» Ardha Pawanmuktasana

Anleitung

- Kommen Sie in Rückenlage und strecken Sie Ihre Beine aus.
- Beugen Sie das rechte Knie, atmen Sie tief ein und umschließen Sie es dabei mit beiden Händen.
- Mit einer langen Ausatmung ziehen Sie das Knie sanft an den Brustkorb heran. ❶
- Bewegen Sie mit der nächsten Einatmung die Stirn zu Ihrem Knie. Dabei hebt sich der Oberkörper leicht vom Boden ab und Sie spüren die Aktivierung der Bauchmuskulatur.
- Das linke Bein bleibt dabei ausgestreckt auf dem Boden liegen.
- Halten Sie diese Position für 4 bis 6 Atemzüge.
- Mit der Einatmung senken Sie das rechte Bein und den Kopf zurück zum Boden.
- Entspannen Sie einige Atemzüge und wechseln Sie die Seite.
- Im dritten Schritt beugen Sie beide Knie gleichzeitig und führen die Übung wie oben beschrieben durch. ❷

Wirkung

- Reguliert die Verdauung.
- Lindert Blähungen und Verstopfung.
- Stärkt die Bauchmuskulatur.
- Löst Anspannung und Stress.

Zu beachten

- Falls Sie an Leistenhernien leiden, sollten Sie auf diese Übung verzichten.

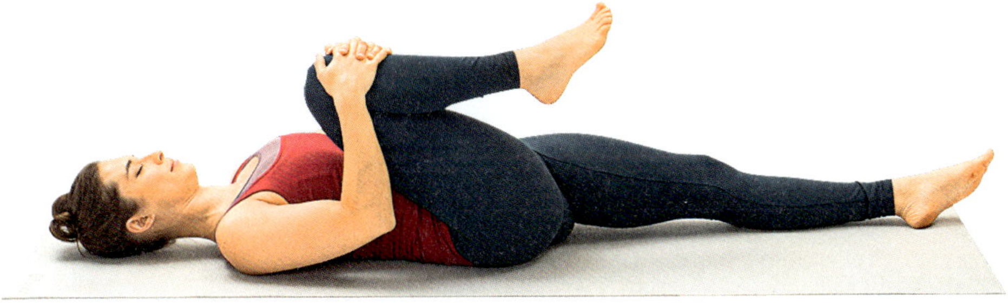

1

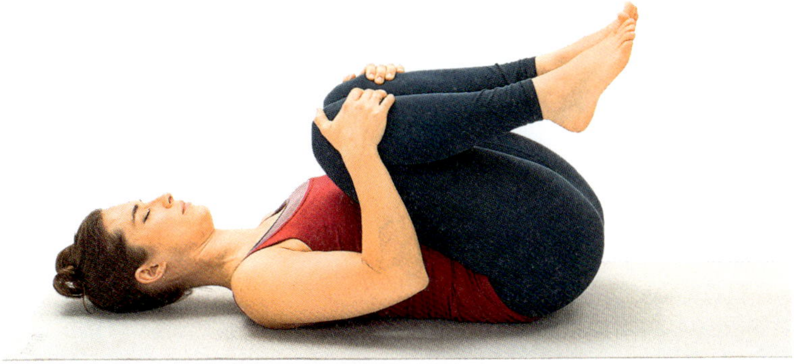

2

Stellung des Kindes

» Balasana

Anleitung

- Kommen Sie mit geschlossenen Knien und Füßen in den Fersensitz.
- Beugen Sie sich mit der Ausatmung nach vorne und legen Sie die Stirn vor Ihren Knien auf dem Boden ab. ❶
- Der Oberkörper ruht entspannt auf den Oberschenkeln und das Gesäß sinkt langsam Richtung Fersen.
- Die Arme liegen lang und entspannt neben dem Körper, die Handflächen zeigen nach oben.
- Lassen Sie Ihre Schultern sanft in Richtung Boden sinken.
- Falls es Ihnen schwerfällt, die Stirn zum Boden zu bringen, können Sie die Unterarme vor dem Körper ablegen und die Stirn auf den Handrücken ruhen lassen.
- Entspannen Sie etwa 2 Minuten in der Stellung des Kindes. Schließen Sie dabei die Augen und lenken Sie die Aufmerksamkeit auf Ihren Atem.

Wirkung

- Bringt Körper und Geist zur Ruhe.
- Lindert Verdauungsbeschwerden.
- Entlastet den unteren Rücken, Nacken und Hüfte.

Zu beachten

- Bei Knieverletzungen sollten Sie diese Übung mit Vorsicht durchführen oder ganz auslassen.

Variante

- Sie können Ihre Arme auch nach vorne ausstrecken und die Handflächen auf dem Boden ablegen. So dehnen Sie zusätzlich Schultern und oberen Rücken. ❷

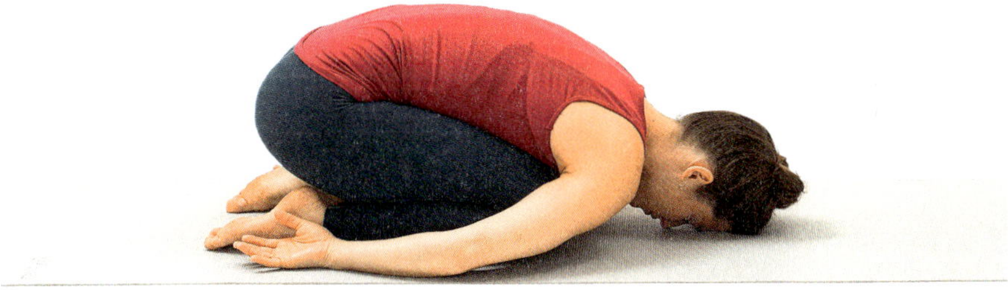

1

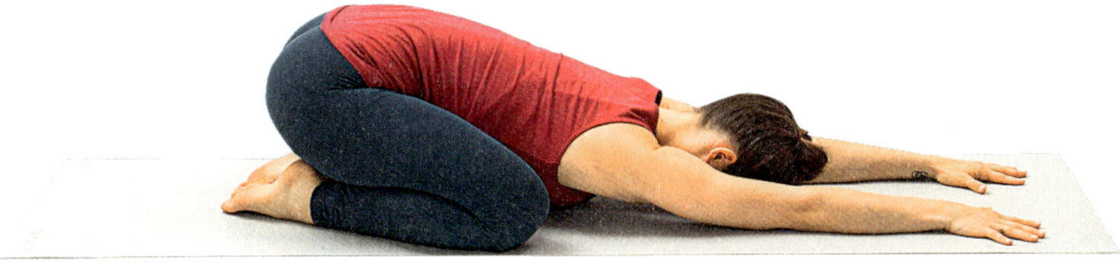

2

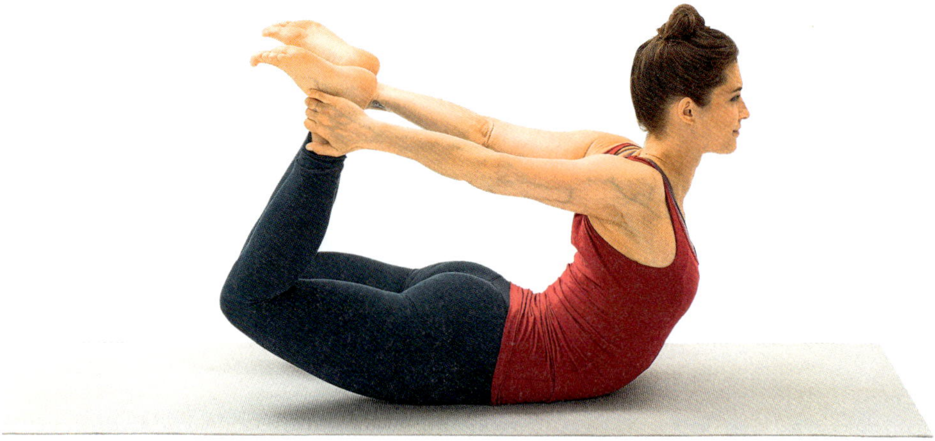

Bogen

›› Matsyasana

Anleitung

- Kommen Sie in die Bauchlage und strecken Sie die Beine lang nach hinten aus.
- Beugen Sie ausatmend die Knie und heben Sie Kopf und Brustkorb an. Umfassen Sie mit den Händen von außen die Fußgelenke. Die Füße sind geflext.
- Bei der Einatmung schieben Sie die Füße hoch in die Hände und heben den Oberkörper an. Der Blick ist nach vorne oder oben ausgerichtet.
- Ziehen Sie den Nabel aktiv nach innen und oben, um die Mitte und den unteren Rücken zu stabilisieren. Ihre gesamte Wirbelsäule sollte nun gebeugt sein, als würden Sie einen Bogen aufspannen.
- Nehmen Sie einige tiefe Atemzüge. Dabei können Sie in eine leichte Schaukelbewegung kommen, die Ihre Bauchorgane massiert.
- Sinken Sie ausatmend zurück zum Boden und entspannen Sie in Bauchlage.

Wirkung

- Regt die Verdauung an.
- Dehnt die gesamte Vorderseite des Körpers.

Zu beachten

- Bei hohem oder niedrigem Blutdruck, Migräne, Rücken- oder Nackenverletzungen sollten Sie auf diese Übung verzichten.

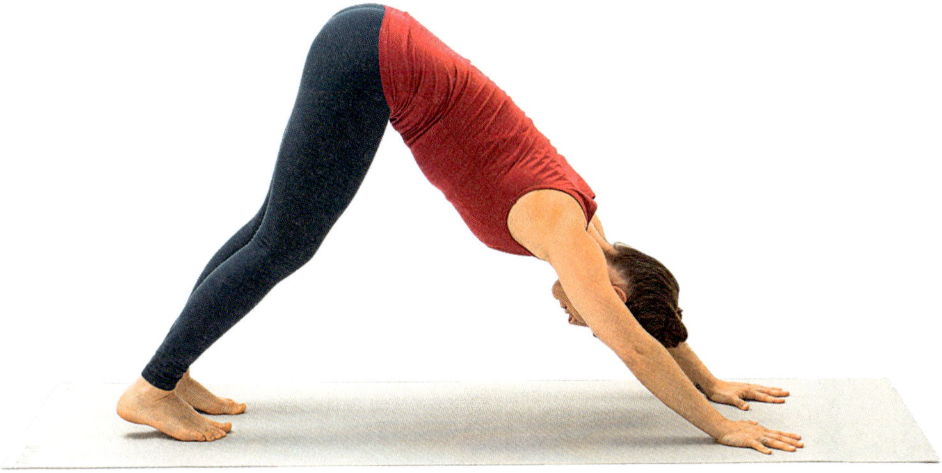

Herabschauender Hund

›› Adho Mukha Svanasana

Anleitung

- Beugen Sie sich ausatmend aus der Berghaltung (Seite 96) nach unten.
- Setzen Sie die Hände schulterweit vor dem Körper auf dem Boden ab, Ihre Knie können gebeugt sein.
- Treten Sie mit beiden Beinen einen großen Schritt zurück und stellen Sie Ihre Füße hüftbreit auf.
- Arme und Beine sind gestreckt.
- Das Gesäß zieht in Richtung Decke.
- Die Fersen drücken in Richtung Boden, die Füße sind parallel zueinander.
- Verweilen Sie etwa 10 bis 15 Atemzüge in dieser Stellung. Lassen Sie bei jeder Ausatmung bewusst die Sitzbeine nach oben streben.
- Ausatmend senken Sie anschließend die Knie zum Boden ab und nehmen die Stellung des Kindes (Seite 92) ein. Nach kurzer Entspannung können Sie die Übung wiederholen.

Wirkung

- Verbessert die Blutzirkulation und beruhigt das Herz.
- Dehnt und kräftigt alle großen Muskelgruppen.

Zu beachten

- Bei Beschwerden der Handgelenke sollten Sie auf diese Übung verzichten.

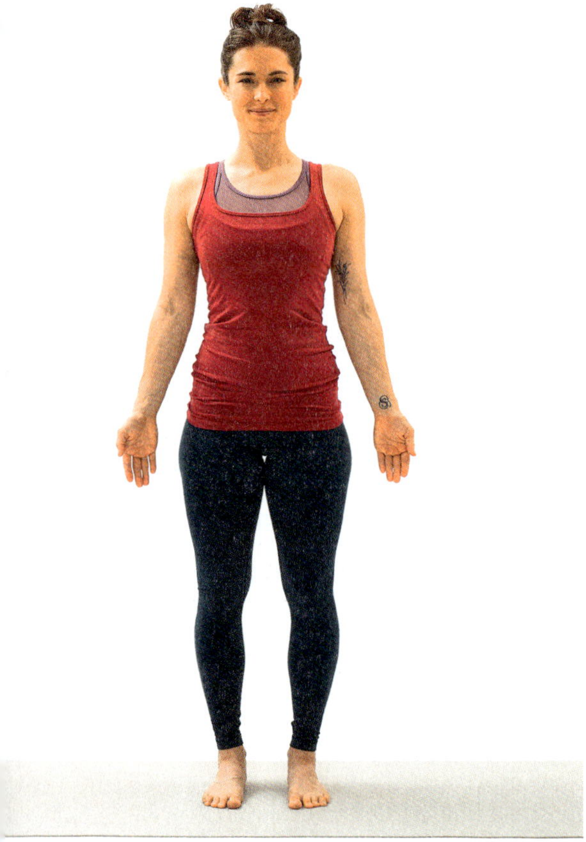

Berg

» Tadasana

Anleitung

- Kommen Sie in den aufrechten Stand.
- Strecken Sie die Zehen flach aus, verankern Sie die Füße fest mit dem Boden und verteilen das Körpergewicht gleichmäßig auf beide Beine.
- Machen Sie Ihre Wirbelsäule lang, als würde ein unsichtbares Band an Ihrem Scheitel ziehen. Ihr Blick bleibt dabei nach vorn gerichtet.
- Die Schulterblätter ziehen sanft nach unten und zueinander, dadurch öffnet sich die Brust.
- Ihre Arme sind neben dem Körper ausgestreckt, die Handflächen nach vorne gedreht.
- Atmen Sie 10–20-mal tief ein und aus. Spüren Sie den Kontakt zur Erde.

Wirkung

- Verbessert die Körperhaltung.
- Schenkt Ruhe und mindert Stress.
- Gibt Energie und weckt den Geist.

Stehende Vorwärtsbeuge

» Uttanasana

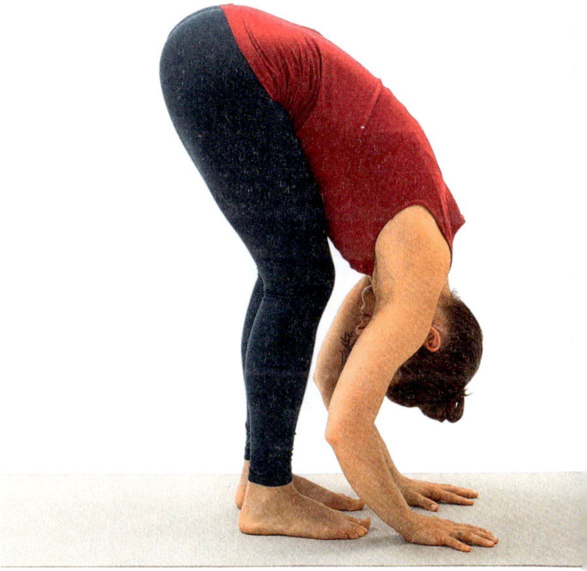

Anleitung

- Nehmen Sie die Bergposition als Grundstellung ein.
- Während Sie ausatmen, beugen Sie sich Wirbel für Wirbel nach unten.
- Legen Sie die Hände flach vor den Füßen ab, dabei können die Knie auch angewinkelt sein.
- Atmen Sie tief ein. Beim Ausatmen bringen Sie den Kopf an die Beine heran und legen ihn auf die Knie.
- Nutzen Sie einfach Ihr Körpergewicht für die Dehnung.
- Halten Sie diese Position für 6 bis 10 gleichmäßige Atemzüge.
- Kommen Sie mit der Einatmung in die Bergposition zurück.

Wirkung

- Lindert Magenschmerzen und stärkt die Bauchorgane.
- Gibt der Wirbelsäule Flexibilität und dehnt die Beinrückseiten.

Zu beachten

- Falls Sie an Schwindel oder niedrigem Blutdruck leiden, sollten Sie diese Übung mit Vorsicht durchführen.
- Bei Migräne oder Bandscheibenvorfällen (vor allem im Lendenwirbelbereich) sollten Sie auf diese Übung verzichten.

Totenstellung

» Savasana

Beschreibung Savasana, die sogenannte Totenstellung, ist eine der wichtigsten Übungen des Yoga. Sie stellt den Abschluss eines jeden Yoga-Flows dar und dient der totalen Entspannung.

Anleitung

- Schaffen Sie zur Vorbereitung eine angenehme und ruhige Atmosphäre.
- Öffnen Sie die Fenster, um den Raum mit frischer Luft zu füllen.
- Kommen Sie nun auf der Matte in eine bequeme Rückenlage. Bewegen Sie das Kinn leicht zur Brust, um den Nacken lang zu machen. Gerne können Sie den Kopf auch auf ein kleines Kissen oder eine gefaltete Decke legen.
- Strecken Sie Ihre Beine hüftbreit vor dem Körper aus und lassen Sie die Füße entspannt zu den Seiten fallen. Die Arme liegen flach neben dem Körper, die Handflächen weisen zur Decke.
- Um den unteren Rücken zu entlasten, können Sie eine gefaltete Decke unter die Knie legen.
- Schließen Sie die Augen und lenken Sie Ihre Konzentration auf die Atmung. Gleichmäßig atmen Sie durch die Nase ein und aus.
- Lassen Sie Ihr Bewusstsein nun achtsam über den ganzen Körper gleiten, nehmen Sie jeden Teil von sich selbst wahr und spüren Sie die Wirkung der zuvor durchgeführten Asanas.
- Richten Sie Ihre Aufmerksamkeit auch gezielt auf die Bauchgegend. Nehmen Sie jegliche Gefühle unvoreingenommen wahr und lassen Sie diese zu. Akzeptieren Sie Ihren Körper, wie er ist.
- Entspannen Sie in Savasana für 5 bis 15 Minuten.
- Um sich aus diesem tiefen Entspannungszustand herauszulösen, strecken Sie zunächst Arme und Beine von sich weg.
- Mit der Ausatmung beugen Sie dann die Beine und ziehen die Knie zum Brustkorb heran.
- Nach zwei Atemzügen setzen Sie sich aufrecht hin und fokussieren den Geist.

Wirkung

- Beruhigt und regeneriert Körper und Geist.
- Mobilisiert Energie und gibt innere Kraft.
- Befreit von Stress und negativen Gefühlen.
- Vertieft die Atmung.

Zu Beachten

- In einer Phase der tiefen Entspannung kann der Blutdruck absinken. Deshalb sollten Sie sich ganz langsam aus der Totenstellung erheben.

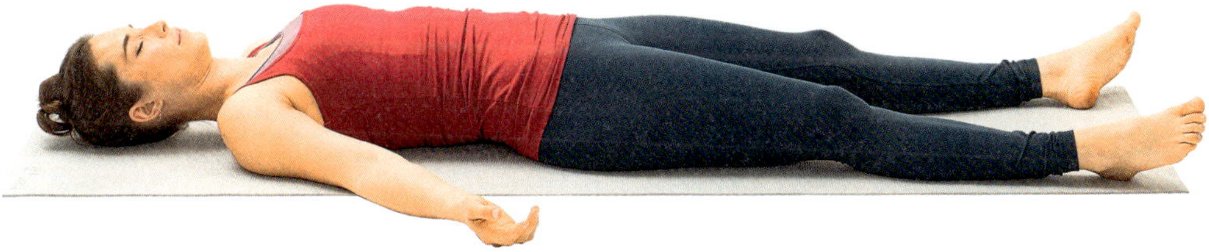

Woche 4: Massagen und Toilettentraining

Erlernen Sie Bauch- und Darmmassagen sowie Toilettentraining zur Selbstanwendung. Ergänzen Sie bei Bedarf Ihre Routine mit einer medikamentösen Therapie!

In den Wochen 1 bis 3 haben Sie nun einige Maßnahmen eigenverantwortlich in Ihr Leben eingeführt, die es Ihrem Körper ermöglichen, besser mit Verstopfung umzugehen. Diese Maßnahmen gilt es beizubehalten, individuell anzupassen und aus den Bereichen auch immer wieder zusätzliches auszuprobieren. In Woche 4 werden Sie zusätzlich Bauchmassagen in Ihr Programm aufnehmen. Auch das Toilettentraining kann Ihnen vielleicht weiterhelfen.

Bauchmassagen

Sie sind inzwischen ein Experte und wissen, wie Ihr Darm funktioniert. Sie haben gelernt, dass Ihr Darm peristaltische Bewegung ausführt, um den Brei und später den Stuhl voranzutreiben. Bei diesem mechanischen Aspekt des Vorantreibens haben Sie auch die Möglichkeit, von außen aktiv zu unterstützen und den Darm in Schwung zu bekommen oder zumindest ein wenig anzustupsen. Zahlreiche Studien belegen, dass die Selbstmassage des Bauches bei chronischer Verstopfung unbedingt zu empfehlen ist.

Regelmäßige Bauchmassagen

- erhöhen die Häufigkeit des Stuhlabsetzens,
- verringern die Transitzeit und
- verbessern viele körperliche Begleitsymptome.

Vor allem Massage mit Aromaölen wie Fenchel-, Kümmel-, Anis- oder Pfefferminzöl haben gute Effekte. Achten Sie beim Kauf von Aromaölen darauf, dass

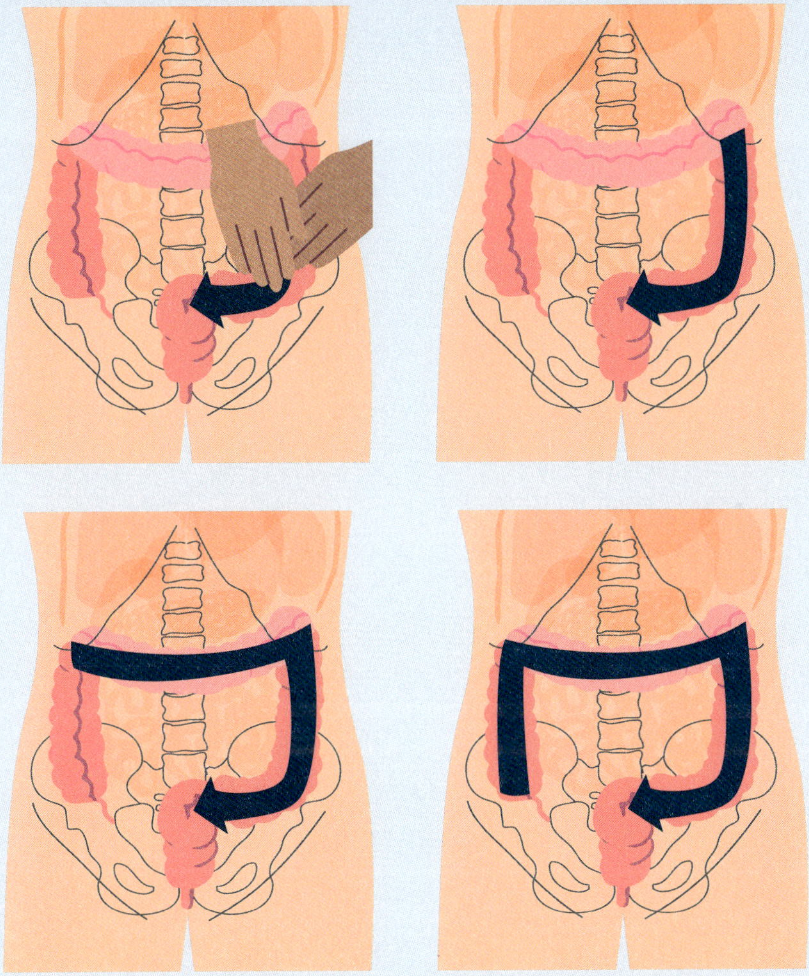

Sie keine synthetischen oder naturidentischen Öle, sondern echte ätherische Öle kaufen.

»I LOVE U«-Massagetechnik

Zur Behandlung von Verstopfung ist die »I LOVE U«-Massagetechnik mit beiden Händen entlang des Kolonrahmens (Seite 21) gut geeignet. Nehmen Sie sich für Ihre Bauchmassagen ausreichend

⬆ Anleitung zur »I LOVE U« Massagetechnik. Der blaue Pfeil gibt die Massagerichtung an.

Zeit. Informieren Sie Ihre Familie, dass Sie nicht gestört werden möchten, machen Sie das Handy aus, suchen Sie ein gemütliches Plätzchen, wo Sie nicht auskühlen, nehmen Sie das Aromaöl zur Hand und schon geht's los. Die Massage kann im Liegen oder Sitzen durchgeführt werden.

Durchführung:

- Verteilen Sie etwas Aromaöl auf Ihren Händen und streichen Sie über Ihren Bauch.
- Wiederholen Sie die Buchstaben I, L und U mindestens 5, besser 10 Mal.
- Jeder Buchstabe dauert 5 bis10 Sekunden.
- Beenden Sie die Massage mit einer kreisenden Bewegung mit beiden Händen um den Bauchnabel herum, um auch den Dünndarm zu stimulieren.

Wenn Sie mehr Anleitung brauchen, finden Sie auf YouTube verschiedenste Tutorials, die diese Art der Massage nochmals anschaulich darstellen.

Wohlfühlmassage für Ihren Bauch

Nun stellen wir noch weitere Massagetechniken vor, die sich vor allem bei Reizdarmpatienten bewährt haben, mit denen Sie Ihrem von Verstopfung geplagten Bauch etwas Gutes tun können. Auch diese führen Sie am besten im Liegen durch.

Verwenden Sie für die weiteren Bauchmassagetechniken bevorzugt die weichen Handballen oder auch die Ballen der Fingergrundgelenke, um gleichmäßigen Druck aufzubauen.

Falls Ihre Hände zu kalt sind, reiben Sie sie gerne zunächst aneinander warm oder holen sich eine Wärmflasche oder Heizdecke zu Hilfe, denn Kälte mögen unser Bauch und Darm nicht.

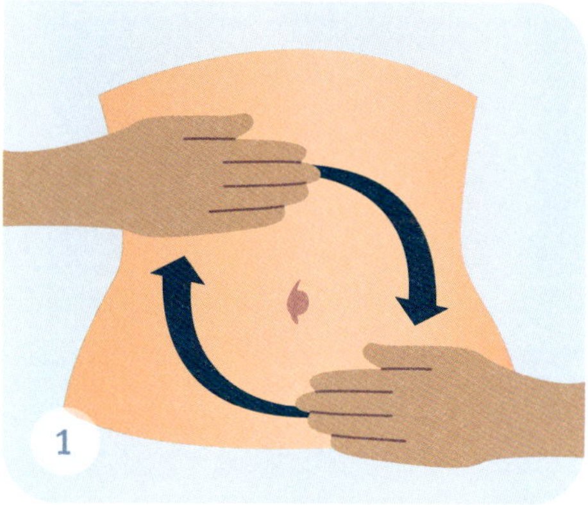

Die Massage sollte stets sanft, kreisförmig und im Uhrzeigersinn erfolgen – das unterstützt die natürliche Bewegung des Darms. Beginnen Sie am rechten Unterbauch, wandern Sie langsam nach oben, quer über den Bauch und schließlich nach unten auf die linke Seite. Achten Sie darauf, tief und ruhig durch die Nase zu atmen und sich bewusst zu entspannen.

Den Bauch spüren

- Ziehen Sie nun in aller Ruhe Ihre Beine leicht an, sodass Ihre Knie in Richtung Brust zeigen. Platzieren Sie ein kleines Kissen oder eine gerollte Decke unter Ihren Knien, um den unteren Rücken zu entlasten.
- Legen Sie jetzt Ihre rechte Hand sanft auf die obere Bauchregion, etwa eine Handbreit oberhalb des Nabels. Ihre linke Hand legen Sie direkt unterhalb des Bauchnabels ab. ❶

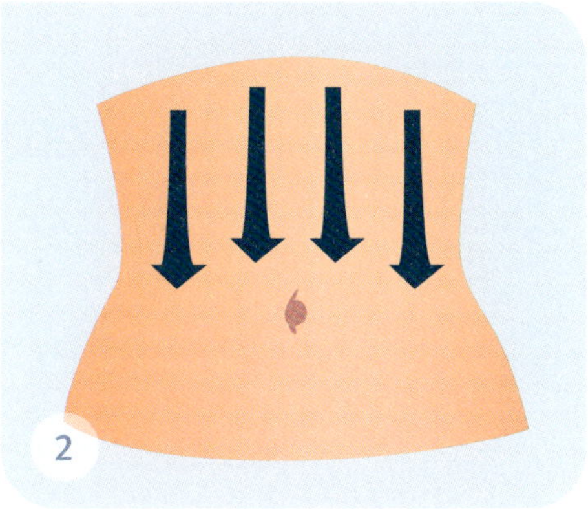

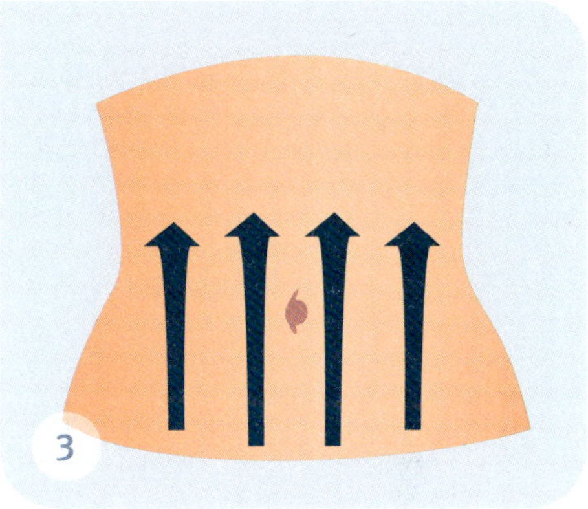

- Schließen Sie die Augen, wenn Sie möchten, und nehmen Sie sich einen Moment Zeit, um mit Ihrer Aufmerksamkeit ganz bei sich anzukommen.
- Atmen Sie dreimal bewusst tief durch die Nase ein und durch den leicht geöffneten Mund wieder aus. Spüren Sie, wie sich die Bauchdecke mit jeder Einatmung nach außen wölbt und mit jeder Ausatmung sanft wieder senkt. Lassen Sie mit jedem Atemzug mehr Spannung aus dem Körper entweichen.

Verbindung von Atem und Berührung

- Im nächsten Schritt nehmen Sie beide Hände zur Hilfe: Platzieren Sie sie beidseitig oberhalb der Taille, etwa dort, wo sich der Rippenbogen wölbt.
- Führen Sie nun streichende und leicht drückende Bewegungen schräg nach unten in Richtung des Unterbauchs aus. ❷
- Atmen Sie dabei ruhig weiter – mit jeder Ausatmung verstärken Sie sanft den Druck nach unten, während Sie mit jeder Einatmung in entgegengesetzter Richtung, also nach oben, wieder zurückstreichen. ❸ Diese Massagebewegung führen Sie ebenfalls zehnmal durch.
- Achten Sie dabei auf eine bewusste Verbindung zwischen Atem und Berührung, sodass die Massage eine Verbindung aus willkürlicher Bewegung und unwillkürlicher parasympathischer Aktivierung wird. Zur Wiederholung: Der Parasympathikus ist der beruhigende Teil unseres Vegetativen Nervensystems und kann über unsere Atmung aktiviert werden.

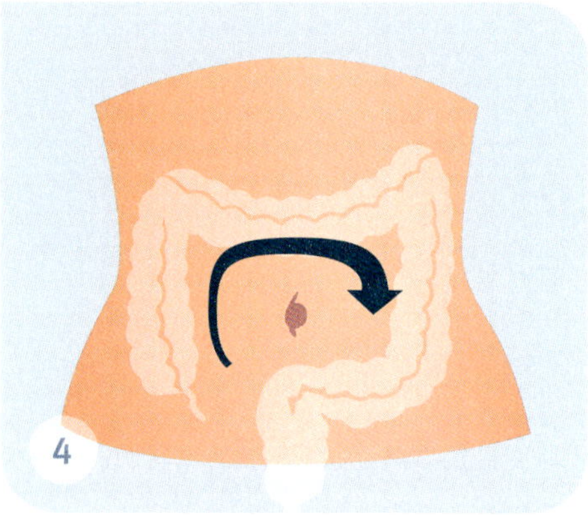

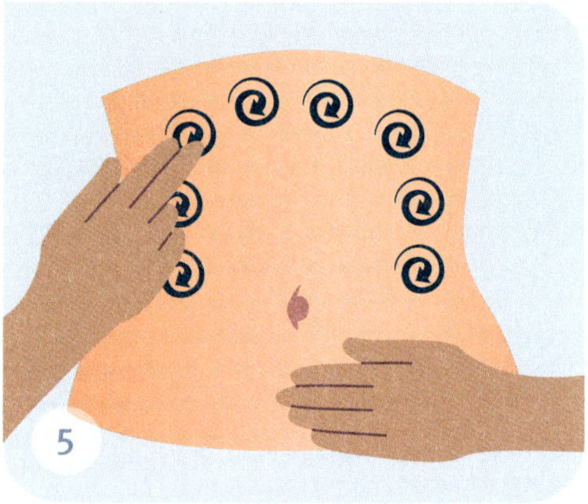

Kreisende Bewegungen

- Nun integrieren Sie kleinere, kreisende Bewegungen in die Massage. Diese kleinen Kreise führen Sie innerhalb des größeren Kreismusters aus, das Sie bereits bei der »I Love U«-Technik kennen gelernt haben. ❹
- Platzieren Sie die Fingerspitzen der linken Hand auf der oberen rechten Bauchhälfte und führen Sie sanft an- und abschwellende Kreisbewegungen aus. Die rechte Hand liegt dabei unterstützend ruhig auf dem unteren Bauch.
- Massieren Sie diesen Bereich, bis Sie ein wohltuendes Gefühl von Wärme oder Leichtigkeit verspüren – etwa fünf Wiederholungen genügen.
- Danach wechseln Sie die Hände: Die rechte Hand übernimmt nun die Massage mit kleinen Kreisen auf der unteren linken Bauchseite, während die linke Hand sich stabilisierend auf den oberen Bauch legt. ❺

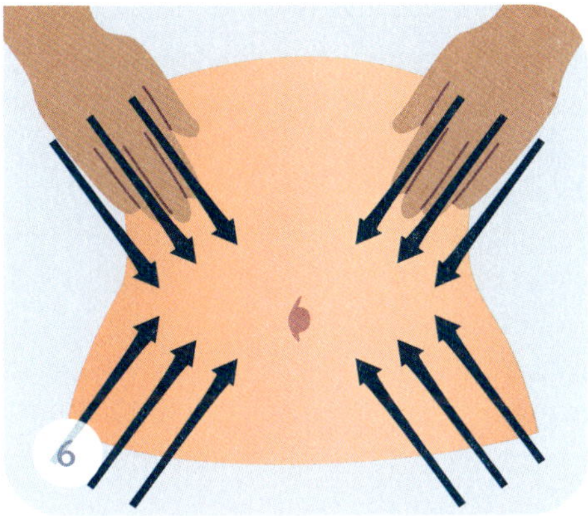

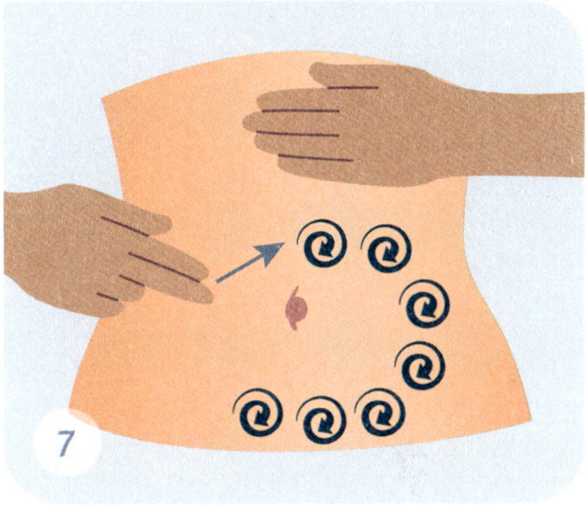

Die Mitte erreichen

- Nun folgt eine Massage, die Ihre Körperseiten miteinbezieht: Streichen Sie mit sanftem, aber spürbarem Druck aus der rechten Körperflanke schräg in Richtung Bauchnabel. Anschließend führen Sie dieselbe Bewegung von der linken Seite aus durch. ❻
- Spüren Sie, wie sich mit jeder Einatmung die Bauchdecke sanft ausdehnt. Dabei erhöhen Sie leicht den inneren Druck, sodass sich der Bauchraum aktiviert.
- Beim Ausatmen streichen Sie mit einer sanften Bewegung erneut von der rechten Seite, inklusive der Hüfte, hin zur Mitte des Bauches. Wiederholen Sie diesen Ablauf zehnmal auf jeder Seite und lassen Sie die Bewegung fließend und achtsam geschehen.

Das Zentrum spüren

- Zum Abschluss widmen Sie sich dem Zentrum des Bauches: dem Bereich rund um den Nabel.
- Setzen Sie Ihre Fingerspitzen an und massieren Sie mit kleinen, sanft drückenden Kreisbewegungen im Uhrzeigersinn um den Bauchnabel herum. Achten Sie darauf, nicht zu stark zu drücken – ein leichter, achtsamer Druck genügt. ❼
- Während der Einatmung lassen Sie den Druck etwas nach, mit der Ausatmung vertiefen Sie ihn wieder leicht. Führen Sie diese abschließende Massagebewegung fünfmal durch.
- Wenn Sie alle Massageübungen beendet haben, legen Sie Ihre Hände entspannt auf den Bauch, kehren Sie zur Ausgangsposition zurück und gönnen Sie sich erneut drei tiefe, bewusste Atemzüge.
- Spüren Sie, wie Ihr Bauch nun wirkt – vielleicht fühlt er sich weicher, freier oder durchwärmter an. Nehmen Sie dieses Gefühl einen Moment lang wahr.

Toilettentraining

Toilettentraining? Da werden Sie zunächst einmal an kleine Kinder denken. Aber auch bei Erwachsenen ist dieser verhaltenstherapeutische Ansatz sinnvoll. Denn wenn die Verstopfung schon chronisch ist, ist auch der Toilettengang leider nicht mehr entspannt. Daher ist Toilettentraining als verhaltenstherapeutisches Mittel ein wichtiger Prozess auch für Erwachsene, die unter chronischer Verstopfung leiden. Und dafür gibt es mehrere Gründe.

Teufelskreis der Gedanken Bei nahezu jedem Betroffenen entsteht ein Teufelskreis: Man sitzt auf der Toilette und denkt, jetzt muss es aber doch endlich einmal funktionieren. Das führt jedoch zum Gegenteil, der Beckenboden verspannt noch mehr und das führt wiederum zu noch mehr Verstopfung. Oftmals begleitet auch ein Angstgefühl unsere Patienten in diesen Situationen.

Keine Zeit Eine andere Ursache ist, vielleicht aufgrund hoher beruflicher Anspannung und Stress, kaum noch die Zeit zu haben, regelmäßig und wenn die Natur ruft, auf die Toilette zu gehen. Dieses Unterdrücken ist nicht hilfreich.

Nur zu Hause Nicht wenige Menschen können, vermutlich aus Scham, nicht außerhalb ihrer eigenen Wohnung auf die Toilette gehen. Dies ist gar nicht so selten und kommt häufiger in Zusammenhang mit erschwertem Wasserlassen vor, aber auch beim Stuhlgang gibt es diese Verhaltensweisen. Dann ist es wichtig zu erfassen, woher dieses Gefühl der Scham kommt, welche Gedanken das Gefühl begleiten und diese Gedanken dann kritisch zu hinterfragen. Hier kann es auch helfen, Protokolle anzulegen, in denen die begleitenden Gefühle und Gedanken notiert werden, um die Therapie inhaltlich erfolgreicher zu gestalten.

Gedanken, Gefühle, unser Verhalten und unsere Körperempfindungen hängen zusammen und bedingen sich gegenseitig. Diesen Zusammenhang macht sich die kognitive Verhaltenstherapie zunutze und setzt an jedem dieser vier verschiedenen Faktoren an. Das Toilettentraining gehört zu den Verhalten beeinflussenden Verfahren (siehe Abbildung Seite 107).

Durchführung des Toilettentrainings

Ein strukturiertes Toilettentraining kann daher dazu beitragen, das nicht hilfreiche Verhalten zu überschreiben, zu löschen und wieder ein hilfreiches Verhalten zu etablieren, um damit die Darmgewohnheiten zu verbessern und die Beschwerden zu lindern. So ein Toilettentraining zählt nicht zu den bevorzugten ersten Behandlungsoptionen bei chronischer Verstopfung, kann aber im Einzelfall sehr sinnvoll und zielführend sein.

- Planen Sie mindestens 3 bis 4 Mal am Tag feste Zeiten für den Toilettengang ein. Diese Zeiten könnten idealerweise nach den Mahlzeiten liegen, da der Körper in dieser Zeit natürlicherweise zur Entleerung angeregt wird.
- Setzen Sie sich für etwa 15 Minuten auf die Toilette und überstürzen Sie den Prozess nicht. Diese Zeit können Sie nutzen, um sich zu entspannen und dem Körper die Möglichkeit zu geben, den Stuhlgang zu fördern. Bleiben Sie dabei ruhig und geduldig – Stress blockiert oft die natürliche Darmtätigkeit.
- Gestalten Sie den Toilettengang angenehm, indem Sie ein Buch lesen, Musik hören, auf einem Tablet spielen oder die nächste Urlaubsreise planen. Diese Aktivitäten können helfen, den Druck und die Anspannung zu reduzieren, die oft mit dem Stuhlgang verbunden sind. Auch Atemübungen oder Achtsamkeitsübungen eignen sich, um den Körper zusätzlich zu entspannen.
- Belohnen Sie sich für regelmäßige Toilettengänge, unabhängig davon, ob tatsächlich ein Stuhlgang stattgefunden hat oder nicht. Nutzen Sie den Effekt einer solchen positiven Verstärkung. Auf Dauer kann dies helfen, den Darm an einen geregelten Rhythmus zu gewöhnen.

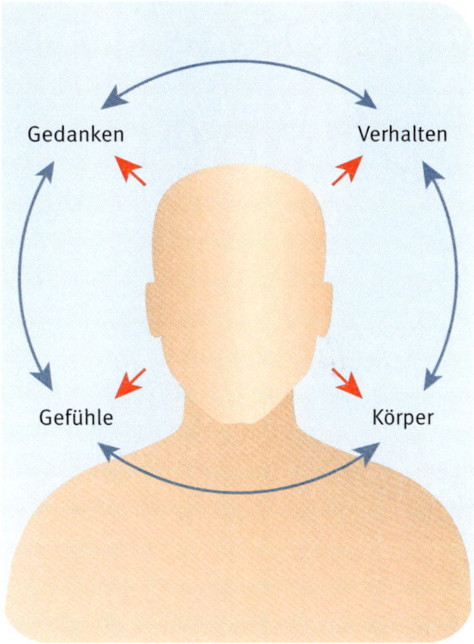

Das kognitive Viereck

- Empfinden Sie den Toilettengang nicht als lästige Pflicht, sondern als Teil einer gesunden Routine wie regelmäßiges Zähneputzen. Gewinnen Sie eine positive Einstellung (Gedanken) zu diesem Prozess. Dies hilft, die Wahrscheinlichkeit von Problemen mit der Verstopfung zu verringern.

Weitere Therapieoptionen

Entdecken Sie im nächsten Kapitel weitere Optionen, die bei Verstopfung zur Anwendung kommen können. Es gibt noch mehr Pfeile im Köcher!

Sie haben nun im 4-Wochen-Programm den Überblick erhalten, was eigenverantwortlich getan werden kann und möglich ist. Diese Maßnahmen helfen vielen, manchmal ist es aber noch nicht ganz ausreichend. Dann kann ab Woche 4 zusätzlich eine medikamentöse Therapie begonnen werden. Einige dieser Präparate erhält man auch rezeptfrei in der Apotheke oder im Drogeriemarkt. Dazu gehören Macrogol, Lactulose, Bisacodyl sowie die Ihnen schon bekannten Ballaststoffsupplemente und Magnesium. Sie sollten eine längerfristige Einnahme immer mit Ihrem Arzt besprechen.

Einige der folgenden Therapien werden sehr selten angewendet und sind meist nur in sehr spezialisierten Zentren angeboten. Da wir Sie in diesem Buch aber vollumfänglich informieren möchten, sollten Biofeedback und auch die operativen Möglichkeiten nicht fehlen.

Medikamentöse Therapie

Bei der medikamentösen Therapie werden schrittweise ausgewählte einzelne Medikamente angewendet, in Ihrer Dosis angepasst und gegebenenfalls mit weiteren medikamentösen Therapien kombiniert. In sehr schweren Fällen ist eine dauerhafte Kombination von mehreren Medikamenten nicht unüblich. Den meisten Betroffenen reicht aber ein Präparat, wenn der Wirkmechanismus zum individuellen Krankheitsbild passt. Aus diesem Grund ist es hilfreich, die Wirkmechanismen zu verstehen, denn Abführmittel ist nicht gleich Abführmittel.

Vorsicht: Am Anfang nehmen die Beschwerden zu!

Zu Beginn einer Laxanzientherapie berichten viele von einer Zunahme der Beschwerden. Das ist üblich und streng genommen ein gutes Zeichen, ein Zeichen der Wirksamkeit. Wenn Laxanzien begonnen werden, ist der Darm nicht nur voll, sondern übervoll. Wenn nun eine wirksame Therapie begonnen wird, entstehen Anfangsbeschwerden des Ausräumens eines übervollen Darms und es dauert eine Zeit, bis der Erfolg sichtbar und spürbar wird. Oftmals werden diese Anfangsbeschwerden von Menschen, denen dies nicht erklärt wurde, falsch interpretiert als »mir haben die Präparate nicht geholfen, ich hatte nur Nebenwirkungen« und gleich wieder beendet.
Übrigens: Der Mythos Laxanzien können rasch wieder beendet werden, ist falsch, denn bei vielen Betroffenen ist die Verstopfung ein chronisches Krankheitsbild, das eine Dauertherapie benötigt, damit es den Betroffenen besser geht.

Bei den Medikamenten beginnt man zunächst mit einem Präparat, das üblicherweise gut vertragen wird, in niedriger Dosierung und steigert dann die Dosis schrittweise, wenn noch keine ausreichende Wirkung erzielt wurde. Die Reihenfolge der Wirkstoffauswahl unterliegt hier einer medizinisch sinnhaften Abfolge.

Es gibt unterschiedliche Ursachen und Formen der Verstopfung, für die unterschiedliche medikamentöse Strategien benötigt werden. Oftmals ist es auch ratsam, frühzeitig verschiedene Wirkstoffe zu kombinieren, da diese Wirkstoffe an unterschiedlichen Problemzonen der Verstopfung ansetzen. Eine Kombination aus zwei oder sogar drei verschiedenen Wirkstoffen ist wirkungsvoller, als ein Präparat als Monotherapie und ermöglicht, dass man nicht bei einzelnen Präparaten die Maximaldosis einsetzen muss. Medizinisch wird dieses Zusammenspiel als Synergieeffekt bezeichnet.

Laxanzien

Im Folgenden erhalten Sie zunächst eine Übersicht über die gängigsten Abführmittel, für die auch eine Wirksamkeit in klinischen Studien nachgewiesen wurde. Die Arzneimittelgruppe der Abführmittel wird im Fachjargon als Laxanzien bezeichnet. Dieser Begriff leitet sich vom lateinischen Wort »laxare« ab und bedeutet ins Deutsche übersetzt »erleichtern«. Ganz wichtig: Der Mythos, Laxanzien führen zu Darmkrebs, ist falsch, hierfür gibt es keinerlei Beleg. Es gibt aber Hinweise in der Literatur, dass eine unbehandelte Verstopfung das Risiko für die Entstehung von Kolonkarzinomen erhöhen könnte.

Quellstoffe
Da Quellstoffe zur Basistherapie der Verstopfung gehören, haben Sie diese in Form von Flohsamen schon in Woche 1 und etwas intensiver ab Woche 2 kennengelernt.

Zunächst beginnt man bei der Verstopfungstherapie mit den sogenannten Quellstoffen, diese werden auch zur Gruppe der Ballaststoffsupplemente gezählt. Quellstoffe sind für den Menschen unverdauliche Pflanzenfasern. Alle Quellstoffe sind Ballaststoffe, aber nicht alle Ballaststoffe sind Quellstoffe. Wir besitzen keine Verdauungsenzyme, um die Quellstoffe zu zerkleinern. Nur der Symbiose mit Bakterien ist es zu verdanken, dass wir diese Mehrfachzucker teilweise abbauen können.

Flohsamenschalen, Guarkernmehl, Akazienfasern, Weizenkleie, Trockenpflaumen oder Methylzellulose sind die am häufigsten angewandten und am besten untersuchten Quellstoffe. Natürlich gibt es noch eine Menge anderer Ballaststoffe wie Inulin, Pektin, Agar-Agar, Polycarbophil, Weizendextrin oder Glucomannan, für die es aber etwas weniger klinische Untersuchungen und Daten gibt. Einen Versuch sind sie alle wert, da bei diesen Quellstoffen, abgesehen von milden Blähungen, kaum Nebenwirkungen beschrieben sind. Das Auftreten von Blähungen ist individuell sehr unterschiedlich. Beim Auftreten von Blähungen kann ein Wechsel auf einen anderen Quellstoff sinnvoll sein kann.

Man wendet Quellstoffe nach den Empfehlungen in der Packungsbeilage an, meist bis zu dreimal am Tag. Bewährt hat sich im Alltag, dies langsam einzuschleichen und nicht gleich mit der vollen Dosis zu beginnen, denn ein langsames Steigern über 2 bis 3 Wochen wird von vielen als verträglicher berichtet. Es spricht aber auch nichts dagegen, von Anfang an die volle Dosierung zu verwenden. Der Wirkbeginn variiert bei den verschiedenen Quellstoffen. Bei Flohsamen und Methylcellulose setzt die Wirkung meist nach 12 bis 72 Stunden ein, bei Polycarbophil und Weizendextrin nach 24 bis 48 Stunden.

Die Wirkungen der unterschiedlichen Quellstoffe sind sehr unterschiedlich und reichen von eher mild (z. B. Weizenkleie) bis zu sehr stark (pulverisierte Flohsamenschalen, Guarkernmehl). Hier sollten Sie individuell verschiedenste Quellstoffe für sich selbst testen.

Nebenwirkungen können ein Festsetzen der Quellstoffe oberhalb von Darmengen sein, dies ist aber extrem selten und durch eine ausreichende Trinkmenge vermeidbar. Häufiger sind hingegen Blähungen, denn die Bakterien in unserem Darm produzieren beim Abbau Gase, die in erster Linie ganz normal sind.

Wenn bei Ihnen Engstellen im Darm bekannt sind, z. B. aufgrund von chronisch entzündlichen Darmerkrankungen oder Voroperationen, dann heißt es bei den

Quellstoffen Vorsicht walten zu lassen. Dann sind Quellstoffe, wenn überhaupt, nur in geringer Menge einzusetzen.

Weichmacher
Eine weitere Möglichkeit der Therapie sind die sogenannten Weichmacher wie Docusat Natrium oder Docusat Calcium, die man als Tabletten oder als Zäpfchen verwendet. Als Nebenwirkungen sind bei rektaler Anwendung, die eigentlich wenig üblich ist, gelegentlich Hautreizungen um den After beschrieben. Docusat ist in manchen Ländern wie Deutschland zeitweise nicht erhältlich, in Zeiten von internationaler Apotheke und weltweiter Mobilität ist dies aber kein Problem mehr.

Osmotische und salinische Laxanzien
Eine weitere Gruppe sind die osmotisch wirksamen Abführmittel, die Osmolaxanzien genannt. Deren Wirksamkeit beruht auf dem Prinzip der Osmose: Teilchen bewegen sich dorthin, wo eine geringere Konzentration an Teilchen herrscht, oder es strömt Wasser dorthin, wo eine höhere Konzentration an Teilchen herrscht, um Ausgleich für dieses Konzentrationsgefälle zu schaffen. Es gibt ganz unterschiedliche solcher Teilchen, die man zu sich nehmen kann.

Osmotische und salinische/salzhaltige Laxanzien sind medikamentöse Optionen der ersten Wahl und stehen in der Apotheke als verschiedenste Anwendungsarten, wie Tablette, Lösung, Tropfen, Zäpfchen, zur Verfügung.

Zuckeralkohole vom Typ Lactulose, Polyethylenglykol, Magnesiumsulfat (Bittersalz, Epsom Salz), Magnesiumcitrat, Magnesiumhydroxid, Natriumsulfat-Decahydrat (Glaubersalz), Mannit und Sorbit bewirken vor allem, dass Wasser in das Darmrohr strömt und dort verbleibt. Dadurch wird verhindert, dass der Brei sich zu stark verfestigt, der Darminhalt wird also flüssiger. Mannit wird vor allem zum Abführen vor einer Darmspiegelung eingesetzt, als regelmäßiges Laxans ist Mannit nicht gebräuchlich.

Vielleicht haben Sie auch schon einmal selbst beobachtet, dass Sie bei übermäßigem Genuss von zuckerfreiem Kaugummi oder zuckerfreien Bonbons Durchfall bekommen haben. Da diese Nahrungsmittel vor allem Sorbit als Süßmittel enthalten, können Sie sich jetzt die Wirkung erklären. Sorbit wird eher selten als Abführmedikament eingesetzt und findet sich im Wesentlichen als Kombinationspartner in Mischpräparaten (Mikrolax).

Lactulose (Bifiteral), ein synthetischer Zweifachzucker, ist etwas weniger gut untersucht, aber erfahrungsgemäß innerhalb von 24–48 Stunden gut wirksam. Patienten berichten gerade bei Lactulose über Blähungen und Flatulenz.

Laktose Auch Laktose, der Milchzucker, wirkt bei vielen leicht abführend. Natürlicherweise nimmt beim Menschen mit der Zeit die Aktivität der Laktase, also des Enzyms, das den Milchzucker abbaut, mit dem Alter ab. Nur in der westlichen Welt gibt es Menschen, die auch über das Säuglings- und Kindesalter hinaus Laktase zur Verfügung haben. Diejenigen, die nur noch wenig Laktase zur Verfügung haben, leiden unter Durchfällen, wenn sie zu viel Laktose zu sich nehmen. Diesen Effekt und Zusammenhang kann man daher zumindest theoretisch therapeutisch nutzen.

Macrogol Polyethylenglykol ist wohl das bekannteste Abführmittel aus dieser Gruppe, besser ist es unter seinem Zweitnamen Macrogol (Movicol) bekannt. Bei Macrogol kann es bis zu 4 Tage dauern, bis die Wirkung einsetzt. An Nebenwirkungen sind Übelkeit, Blähungen, aber auch Darmkrämpfe bekannt. Diese Nebenwirkungen treten aber nur in der Anfangsphase auf. Da Macrogol in klinischen Studien eine sehr gute Wirkung gezeigt hat, wird es in Deutschland standardmäßig eingesetzt. Die Dosierung ist individuell und reicht von 1-3 Beuteln am Tag. Die Beutel werden über den Tag verteilt eingenommen.

Vitamin C Vitamin C in hohen Dosierungen (ab ca. 2g) wirkt osmotisch laxierend, sodass Vitamin C als kurzfristiger Kombinationspartner geeignet ist. Zum Zweck der Verstopfungsbehandlung sind langfristig hohe Vitamin C Dosierungen nicht empfohlen, da sie bei längerfristiger Einnahme zu unerwünschten Nebenwirkungen wie Durchfall, Blähungen oder Magenbeschwerden führen können. Die Einnahme sollte daher zeitlich begrenzt bleiben und mit einer medizinischen Fachkraft abgestimmt werden.

Magnesium In Woche 2 haben Sie schon vom Mikronährstoff Magnesium (Seite 78) gelesen. Verschiedene Magnesium- oder Natriumsalze haben in hoher Dosis in Form von darmreinigenden Spüllösungen einen schnellen Wirkeintritt von einer halben bis zu drei Stunden. Diese Präparate kommen bei medizinischer Darmreinigung oder bei der Darmreinigung vor Fastenkuren zum Einsatz.

Magnesium-Präparate zur dauerhaften Anwendung in Tabletten oder Granulaten haben weitaus niedrigere Dosierungen und eine eher langsam einsetzende Wirkung. Das ist auch so gewünscht, denn in der dauerhaften Anwendung führt die stuhlgangserweichende Wirkung von Magnesium und der milde darmantreibende Effekt zum nachhaltigen Erfolg. Als Nebenwirkungen sind wässriger werdende Stuhlgänge und auch Stuhldrang beschrieben. Manche Magnesiumzubereitungen, wie Magnesiumhydroxid, werden auch für andere Beschwerden wie Sodbrennen und säurebedingte Magenbeschwerden verwendet. Sie wirken bei leichter Verstopfung aber auch sehr gut und kommen beispielsweise dann zum Einsatz, wenn verschiedene Symptome, wie Sodbrennen und Verstopfung, gleichzeitig behandelt werden sollen.

Menschen, die eine eingeschränkte Nierenfunktion haben, sollten bei Magnesium aber vorsichtig sein, da eine übermäßige Zufuhr von Magnesium die Niere weiter schädigen kann.

Stimulanzien/Anthrachinone

Stimulanzien weisen eine lange Latenz zwischen Einnahme und Wirkung auf. Der beste Einnahmezeitpunkt ist daher am Abend, der geförderte Stuhlgang entsteht am nächsten Tag morgens oder im Laufe des Vormittags.

Die häufig verwendeten Vertreter dieser Gruppe sind Natriumpicosulfat, Bisacodyl, Anthrachinone und Rizinusöl.

Natriumpicosulfat ist ein sogenanntes Prodrug, das erst von Bakterien der Darmflora in die aktive Form umgewandelt wird. Bei zeitgleicher Gabe von Antibiotika oder bei Veränderungen der Darmflora kann die Wirkung von Natriumpicosulfat daher eingeschränkt sein.

Bisacodyl ist ebenfalls ein Prodrug. Im Darm entfaltet Bisacodyl seine Wirkung über mehrere Wege. Zum einen wird der Ausstrom von Wasser aus dem Darm reduziert. Zum anderen der Einstrom von Wasser in den Darm gesteigert und zu guter Letzt irritiert auch Bisacodyl die Darmschleimhaut, was zu einer Steigerung der Peristaltik führt.

Auf ärztliche Empfehlung können beide Wirkstoffe auch langfristig eingenommen werden, ohne ärztliche Rücksprache sind diese Arzneimittel für den gelegentlichen Einsatz oder den kurzfristigen Einsatz bis zu acht Wochen exzellent geeignet.

Anthrachinone stammen aus der Senna Pflanze (Sennesblätter), der Faulbaumrinde oder Rhabarber. Anthrachinone werden im Darm in den wirksamen Bestandteil verstoffwechselt und bewirken durch ihre irritative Wirkung eine vermehrte Kontraktion der die Schleimhaut umgebenden Muskelschicht, dadurch mehr Peristaltik. Außerdem halten Anthrachinone Wasser im Darm, da sie den Ausstrom von Wasser aus dem Darminnenraum in den Körper reduzieren und den Einstrom von Wasser in den Darm fördern.

Rizinusöl führt zu einer Stimulation der Darmmuskulatur. Es enthält Ricinolsäure, die die glatte Muskulatur im Darm stimuliert. Dies führt zu einer erhöhten Peristaltik. Aber es ist auch osmotisch wirksam über seine Wasserbindung im Darm.

Prokinetika

Arzneimittel, die die Darmbeweglichkeit steigern, werden Prokinetika genannt. Dazu gehört Prucaloprid, das am Serotonin-4 Rezeptor wirkt. Und diesen stimuliert. Prucaloprid wird erst eingesetzt, wenn die oben genannten Laxanzien keine ausreichende Wirkung erreichen. Prucaloprid ist ein gut wirksames Medikament, das alleine oder als Kombinationspartner eingesetzt wird. Nebenwirkungen wie Kopfschmerzen, Übelkeit, Blähungen und Durchfall sind häufig, aber zumeist auf die ersten 1 bis 2 Behandlungswochen beschränkt. Innerhalb von 6–12 Stunden setzt bei Prucaloprid die Wirkung ein.

Sekretagoga

Sekretagoga sind Substanzen oder Medikamente, die die Sekretion von Flüssigkeiten oder Schleim in den Körperhohlräumen anregen. Sekretagoga wirken, indem sie die Drüsen im Verdauungstrakt stimulieren. Linaclotid ist ein Sekretagogon vom Typ der Guanylatzyklase-Inhibitoren. Es handelt sich dabei um ein sehr wirksames Reservemedikament, durch das aktiv Chlorid, Bicarbonat und Wasser in das Darmlumen ausgeschieden werden, was auch die häufigste Nebenwirkung, den Durchfall, sehr gut erklärt. Linaclotid ist rezeptpflichtig und sollte nur von Spezialisten verordnet werden.

Leinöl

1 EL Leinöl am Tag ist nicht nur gut für Ihre Blutgefäße, das Herz und das Gehirn – es kann auch das Verdauungssystem unterstützen. Leinöl wirkt mild abführend und kann bei Verstopfung helfen. Dank seiner entzündungshemmenden Eigenschaften lindert Leinöl auch Entzündungen im Magen-Darm-Trakt.

Es führt zu einer guten Verflüssigung des Stuhlgangs, hat aber keinen eigenständigen Effekt auf die Motilität des Darms.

µ-Opioidrezeptor-Antagonisten (PAMORA)

Für den Sonderfall der spezifischen Verstopfung bei Opiattherapie (OIC) gibt es eine eigenständige Behandlungsart. Für OIC-Betroffene wurden in den letzten Jahren mehrere Wirkstoffe neu zugelassen, die speziell die Verstopfung auslösende Wirkung am Darm durch die Opiate (Seite 38) verbessert. Die Arzneimittelgruppe wird PAMORA (peripher wirksame Opioidrezeptor-Antagonisten) genannt. Zu den PAMORA gehören Naloxegol, Naldemedin und Methylnaltrexon. Wie andere Abführmedikamente können PAMORA in den ersten beiden Behandlungswochen Bauchschmerzen, Kopfschmerzen und Übelkeit verursachen.

Zäpfchentherapie bei Verstopfung

Zäpfchen haben den Vorteil, dass sie lokal dort wirksam sind, wo es bei der Verstopfung erforderlich ist. In Deutschland gibt es zur Behandlung der Verstopfung verschiedene Wirkstoffe in Zäpfchenform. Weit verbreitet ist das vorhin schon beschriebene Biscodyl, aber auch Glycerin und Paraffin, die die Gleitfähigkeit des Stuhls positiv beeinflussen, werden oft angewendet.

Glycerin wird in Deutschland als Zäpfchen eingesetzt, was, wie bei den Weichmachern, zu Hautirritationen am After führen kann. Der Vorteil ist allerdings der schnelle Wirkmechanismus, schon nach 15 bis 60 Minuten setzt die Wirkung ein. Es gibt weiterhin auch Zäpfchen, die Natriumhydrogencarbonat und/oder -phosphat enthalten und zur CO_2-Bildung im Enddarm führen. Das entstehende CO_2 perlt fein im Enddarm, regt dadurch die Peristaltik im Enddarm an und der Entleerungsreflex wird ausgelöst.

Zäpfchen eignen sich sehr gut für den gelegentlichen Einsatz, aber auch für den dauerhaften Einsatz, vor allem wenn die Entleerung aus dem Enddarm oder harter Stuhl das Problem sind. Da jeder auf die Wirkstoffe unterschiedlich anspricht, ist ein individuelles Ausprobieren angeraten.

Mythos Darmreinigung

Hartnäckig hält sich die Legende von Schlacken und Giftstoffen im Dickdarm, die mithilfe von Darmspülungen oder Darmreinigungen beseitigt werden sollen. Dazu werden dann sogenannte Kolon-Hydrotherapien, quasi ein übertriebener Einlauf, oder großvolumige Einläufe empfohlen. Diese sind gefährlich und haben deutliche Nebenwirkungen. Lesen Sie dazu das Kapitel »Einläufe« (Seite 115). Diese Sichtweise folgt nicht dem aktuellen medizinischen Wissensstand.

Einläufe

Hohe Einläufe bis tief in den Dickdarm sind eine recht martialische Maßnahme zum Abführen und werden daher heute eigentlich nicht mehr angewendet. Die Mütter mit erwachsenen Kindern unter Ihnen wissen vielleicht noch, dass man vor der anstehenden Geburt standardmäßig einen sogenannten Schwenkeinlauf verabreicht bekam, bei dem man mithilfe von Leitungswasser, das der Schwerkraft folgend in den Darm eingebracht wurde, abgeführt wurde. Teilweise wurden den Einläufen auch zweifelhafte Substanzen wie Seifenlauge, Phosphat oder Speiseöl etc. beigemischt, was zu schwerwiegenden Nebenwirkungen wie Stoffwechselentgleisungen und manchmal auch Verletzungen des Enddarms oder des gesamten Darmes führte. Glücklicherweise haben wir uns in den letzten Jahren weiterentwickelt.

Heute gibt es sogenannte Klistiere. Sowohl Makroklistiere (ca. 250 ml) als auch Mikroklistiere (5 ml) kommen zum Einsatz. Diese Klistiere enthalten verschiedene Salze in wässriger Lösung, die sich das zuvor schon erläuterte osmotische Prinzip zu eigen machen. Klistiere werden meist akut zur Vorbereitung auf eine Operation oder auch vor einer Darmspiegelung, zusätzlich zur salzhaltigen Trinklösung, eingesetzt. Klistiere können aber auch unterstützend in der Verstopfungsbehandlung genutzt werden. Regelmäßig werden sie vor allem bei Patienten angewendet, die z.B. aufgrund von neurologischen Erkrankungen wie einem Schlaganfall nicht mehr zu einer selbstständigen Entleerung des Darmes fähig sind. Eingesetzt werden Klistiere, vor allem Mikroklistiere, aber auch zur ambulanten Akut-Behandlung, wenn beispielsweise trotz Laxanzientherapie das Ziel eines Stuhlgangs spätestens jeden zweiten Tag nicht erreicht werden kann. Nachteile von Klistieren sind mögliche Blutsalzverschiebungen und Hautirritationen um den After. Makroklistiere kommen unter anderem bei neurologischen Erkrankungen auch mit größeren Volumina zum Einsatz, selten aber über 500 ml.

Biofeedback

Die Idee hinter dem Biofeedback ist, dass das Bewusstmachen von eigenen Körperfunktionen den Menschen hilft, ihre körperlichen Reaktionen teilweise selbst und willentlich zu regulieren und damit ihre gesundheitlichen Probleme zu bewältigen. Beim Biofeedback werden verschiedene Körperfunktionen wie Herzfrequenz, Muskelspannung oder Hauttemperatur mithilfe von Sensoren gemessen und in Echtzeit auf einem Bildschirm dargestellt. Sowohl bei Inkontinenz als auch beim Gegenteil, der Verstopfung, hat sich diese Methode als sehr effektiv gezeigt.

Bei Verstopfung wird Biofeedback häufig eingesetzt, insbesondere wenn die Ursache funktioneller Natur ist, also nicht auf organische Erkrankungen zurückzuführen ist. Gerade rektale Hyposensitivität und verschiedenste Formen der Entleerungsprobleme des Enddarms sprechen exzellent auf Biofeedback an.

Hintergrund der Entleerungsprobleme

Im entspannten Zustand wird die Kontrolle über den Stuhlgang überwiegend durch den Ruhedruck des inneren Schließmuskels sichergestellt. Wenn es erforderlich ist, den Stuhl zurückzuhalten, wird zusätzlich der äußere Schließmuskel angespannt. Während des Entleerungsprozesses auf der Toilette muss sich dieser äußere Schließmuskel aktiv entspannen. Der innere Schließmuskel kann nicht trainiert werden, da er nicht willentlich beeinflussbar ist, er wird vom vegetativen Nervensystem gesteuert.

Biofeedback hilft, ein besseres Gespür für die Beckenbodenmuskulatur zu entwickeln und diese gezielt zu entspannen oder zu aktivieren und damit den Entleerungsvorgang aktiver zu übernehmen. Der Fokus des Trainings liegt auf dem äußeren Schließmuskel, dessen Funktion mithilfe eines schmerzfreien Ballonkatheters und Druckmessungen auf einem Monitor veranschaulicht wird. Dies gibt beim Training und darüber hinaus die Möglichkeit, die körperlichen Abläufe aktiv zu beeinflussen und zu üben. Zudem kann das Training sehr gut dazu beitragen, die Druckdifferenz zwischen dem Darm und dem Enddarm zu verbessern, was gerade bei der Stuhlentleerung förderlich und unterstützend ist.

Durchführung von Biofeedback

Bei den Patienten, die Biofeedback erhalten, wird also ein Ballonkatheter in den Analkanal eingeführt, um das Gefühl von Stuhl im Enddarm zu simulieren. Dann wird der Patient aufgefordert, den Ballonkatheter herauszupressen, während der Trainer sanften Zug am Katheter ausübt. Diese Erfahrung vermittelt dem Patienten ein Erfolgserlebnis. Zeitgleich sieht der Patient am Monitor, wie sich während der Entleerung der äußere Schließmuskel anspannt und entspannt. Das führt letztendlich dazu, dass der Patient ein besseres Gefühl für den eigenen Beckenboden entwickelt und wieder erlernt, den Beckenboden selbst aktiv anzuspannen und zu entspannen.

Biofeedback wird oft in Kombination mit Physiotherapie und klassischem Beckenbodentraining eingesetzt. Manche Patienten benötigen eine Sitzung, andere bis zu fünf Sitzungen, bis sich das Problem gelöst hat.

Akupunktur

Es gibt Hinweise, dass Maßnahmen wie die Akupunktur auch bei der Verstopfung die Lebensqualität der Betroffenen steigern können. Eine ursächliche Behandlung stellt die Akupunktur allerdings nicht dar und auch die im Vordergrund stehenden Verstopfungssymptome und das erschwerte Entleeren werden hierdurch nicht gebessert. Als ganzheitliche Begleitmaßnahme erscheint die Akupunktur aber geeignet.

Selten angewandte operative Methoden

In seltenen, schweren Fällen können operative Verfahren zum Einsatz kommen. Bei der Sakralnervenstimulation werden Elektroden an die Nerven implantiert, die für die Steuerung des Beckenbodens und des Schließmuskels am After zuständig sind. Diese Methode wird eingesetzt, wenn eine Darmoperation zur Verstopfungstherapie vermieden werden soll. Außerdem kommen bei normaler Druckmessung ein künstlicher Darmausgang des Dünndarms in Frage. Sollte die Druckmessung hingegen nicht normal sein, kommt auch eine Teil- oder Totalentfernung des Dickdarms bei Verbindung des Enddarms mit dem Dünndarm infrage.

Ein Besuch beim Frauenarzt

Ein Sonderfall, der in Bezug auf chronische Verstopfung und deren Behandlung besondere Beachtung verdient, sind Frauen, die nach mehreren Geburten unter spezifischen gesundheitlichen Problemen leiden. Hier kann der Besuch einer Frauenärztin oder eines Frauenarztes (Seite 45) weiterhelfen. Manche Frauen leiden nach mehreren Geburten unter einer Beckenbodensenkung oder Verletzungen des Geburtskanals. Diese können zu erheblichen funktionellen Einschränkungen führen. Ursachen können zum einen Schmerzen sein. Manche Frauen trauen sich auch überhaupt nicht mehr, auch nur geringfügig zu pressen.

In diesen Fällen bringen die herkömmlichen Ansätze zur Behandlung von Verstopfung, wie Ernährungsumstellungen oder Änderungen des Lebensstils, nicht den gewünschten Erfolg. Stattdessen sind oftmals operative Verfahren erforderlich, um die zugrunde liegenden Probleme gezielt zu behandeln. Zu den gängigen chirurgischen Maßnahmen gehören das Anheben des Enddarms, um die anatomische Struktur zu stabilisieren, sowie die Revision von Vernarbungen, die beispielsweise durch Dammschnitte während der Geburt entstanden sind. Die Erfahrungen zeigen, dass viele Patientinnen nach diesen operativen Eingriffen eine signifikante Verbesserung ihrer Symptome erfahren.

Endometriose

Bei einer Endometriose im Darm findet sich im Darm Gewebe, das der Gebärmutterschleimhaut ähnelt und sich während des Menstruationszyklus ebenfalls verändert. Dies kann unter anderem zu Schmerzen und auch zu chronischer Verstopfung führen. Dann sollte die Behandlung der Endometriose im Vordergrund stehen. Eine Hormontherapie oder die Verödung von Endometrioseherden im Rahmen einer Bauchspiegelung können eine effektive Lösung sein.

Masterplan der Behandlung

Eine sinnvolle medikamentöse Therapie beginnt mit einem Präparat. Nach vier Wochen schaut man dann, ob eine Besserung eingetreten ist oder ob man die Therapie verändern möchte.

Erstlinientherapie

Liegt führend eine Transitstörung vor, wird in der Regel mit den Wirkstoffen Macrogol, Bisacodyl oder Natriumpicosulfat begonnen. Diese Wirkstoffe wirken sowohl osmotisch als auch stimulierend. Manche Wirkstoffe wie Natriumpicosulfat werden in Tropfenform angeboten. Dann kann die individuell erforderliche Dosis eigenständig herausgefunden werden. Sollte dies nicht ausreichend sein oder nicht gut vertragen werden, werden weitere Präparate eingesetzt. Bei schwerer Verstopfung sollte man an verschiedenen Orten ansetzen und sowohl mit Einnahmen als auch mit den verschiedenen Zäpfchen und Klistieren arbeiten.

Wichtig bei der medikamentösen Therapie ist immer, dass die Allgemeinmaßnahmen fortgeführt werden. Vor allem die ballaststoffreiche Ernährung, die Einnahme von Quellstoffen und die Bewegung sollten fortgeführt werden.

Ein häufiger Therapiefehler ist, nach einem Erfolg auf der Toilette zu pausieren und zu warten, bis wieder mehrere Tage kein Erfolg auf der Toilette besteht, um dann wieder mit einer hohen Dosis Abführmedikament einzuschreiten. Aber eine regelmäßige Therapie mit der erforderlichen Dosis zur Erreichung des Therapieziels führt zu oftmals niedrigeren Medikamentendosierungen als die unregelmäßige Einnahme.

Zweitlinientherapie

Sofern diese Maßnahmen nicht helfen, kommt als Zweitlinientherapie das Prokinetikum Prucaloprid zusätzlich zum Einsatz. Man spricht auch von einer Reservetherapie. Es wird vor allem bei Transitstörungen eingesetzt, hat aber auch eine Zulassung für verstopfungsbetonten Reizdarm. Linaclotid kann ebenfalls auf dieser Stufe eingesetzt werden und hat oftmals einen so durchschlagenden Erfolg, im Sinne von Durchfall, dass es nicht selten zu Therapieabbrüchen kommt.

Beim Sonderfall der Verstopfung im Rahmen der Opioidtherapie, die ca. 80 % der Patienten mit einer Opioideinnahme betrifft, sollten rasch unterstützende Maßnahmen ergriffen werden. In den ersten zwei Wochen werden klassische Laxanzien eingesetzt. Bei nicht ausreichender Wirksamkeit erfolgt der zeitnahe step-up auf PAMORA-Wirkstoffe wie Naloxegol oder Naldemedin als Ko-Medikation. Sofern PAMORA alleine nicht ausreichen, sind Klistiere sinnvolle Kombinationspartner.

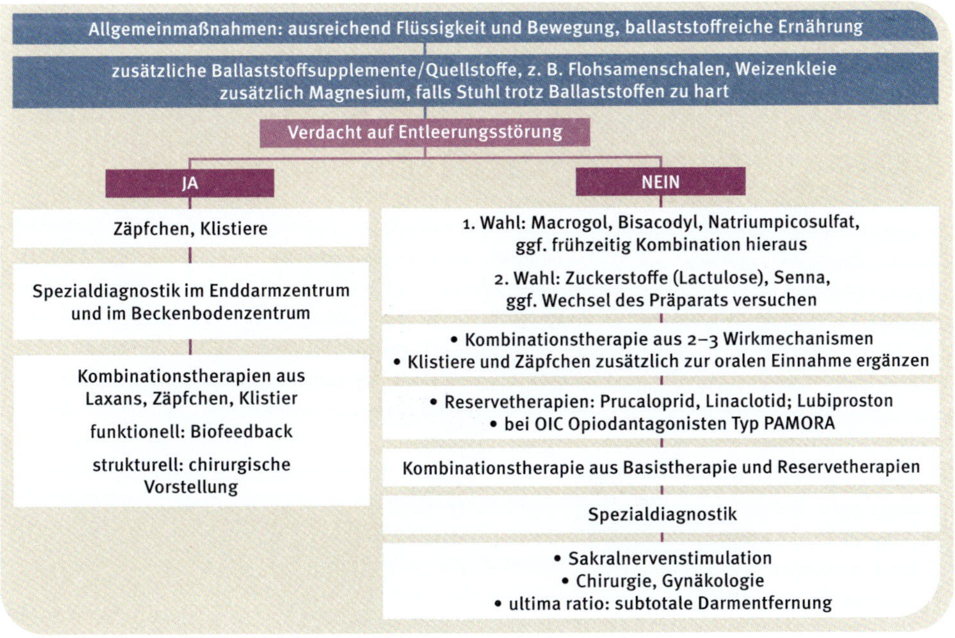

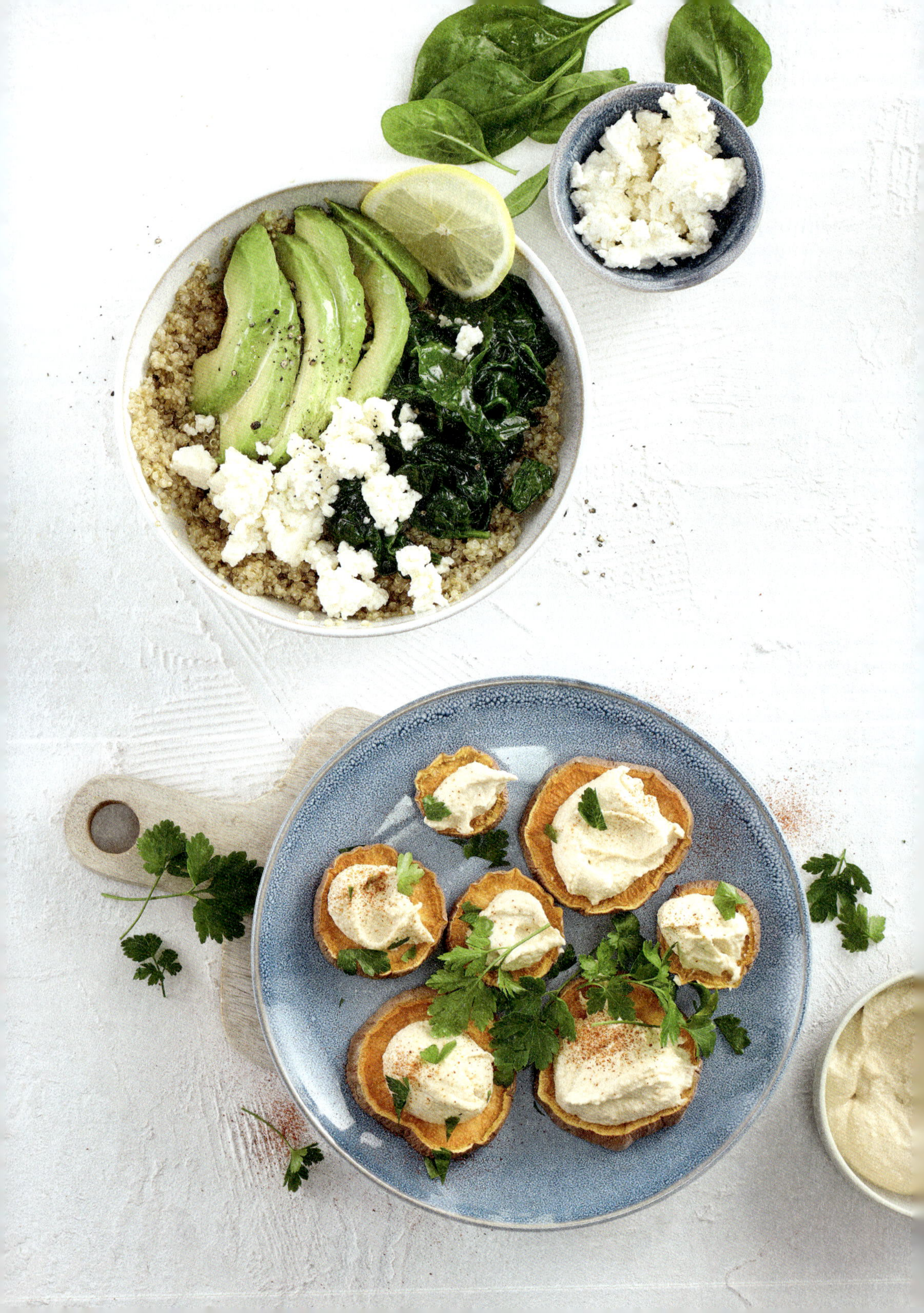

Die Rezepte

Ballaststoffreiche Lebensmittel wirken einer Verstopfung entgegen. Bereichern Sie Ihren Speiseplan mit leckeren Rezepten, die Ihrer Verdauung gut tun.

Haferflocken mit Obst und Nüssen

Für 2 Portionen
10 Min.

50 g Haferflocken • 200 ml Wasser oder Milch • Banane • 1 EL Nüsse (z. B. Walnüsse oder Mandeln) • 1 TL Honig

- Haferflocken mit 200 ml Wasser oder Milch in einem Topf zum Kochen bringen. Gelegentlich umrühren, damit die Haferflocken nicht am Boden festkleben.
- 5 Minuten köcheln, bis die Haferflocken weich und cremig sind.
- In eine Schüssel geben.
- Mit geschnittener Banane, Nüssen und Honig garnieren.
- Gut umrühren und genießen.

Tipp Diese Kombination ist nicht nur lecker, sondern auch eine gesunde und nahrhafte Option für ein Frühstück oder einen Snack.

Nährwerte pro Portion
250 kcal • 9 g E • 8 g F • 40 g KH • 4,5 g B

Chia-Pudding mit Beeren

Für 1 Portion
5 Min (plus 2 Stunden Kühlschrankzeit)

3 EL Chiasamen • 200 ml pflanzliche Milch (z. B. Mandel- oder Sojamilch) • 1 TL Honig • eine Prise Vanille • frische Beeren, frisch oder TK (z. B. Erdbeeren, Blaubeeren) • 1 Apfel

- Chiasamen in einer Schüssel mit 200 ml pflanzlicher Milch gut vermischen. Achten Sie darauf, dass die Chiasamen gleichmäßig in der Milch verteilt sind.
- Honig und Vanille unterrühren, um dem Pudding eine angenehme Süße und ein feines Aroma zu verleihen.
- Schüssel abdecken und für 2 Stunden oder über Nacht in den Kühlschrank stellen, damit die Chiasamen quellen können.
- In Schalen anrichten und mit frischen Beeren und Apfel garnieren.

Tipp Diese gesunde und erfrischende Option eignet sich hervorragend als Frühstück oder Snack und bietet eine tolle Nährstoffkombination.

Nährwerte pro Portion
330 kcal • 9 g E • 18 g F • 40 g KH • 18 g B

» Chia-Pudding mit Beeren

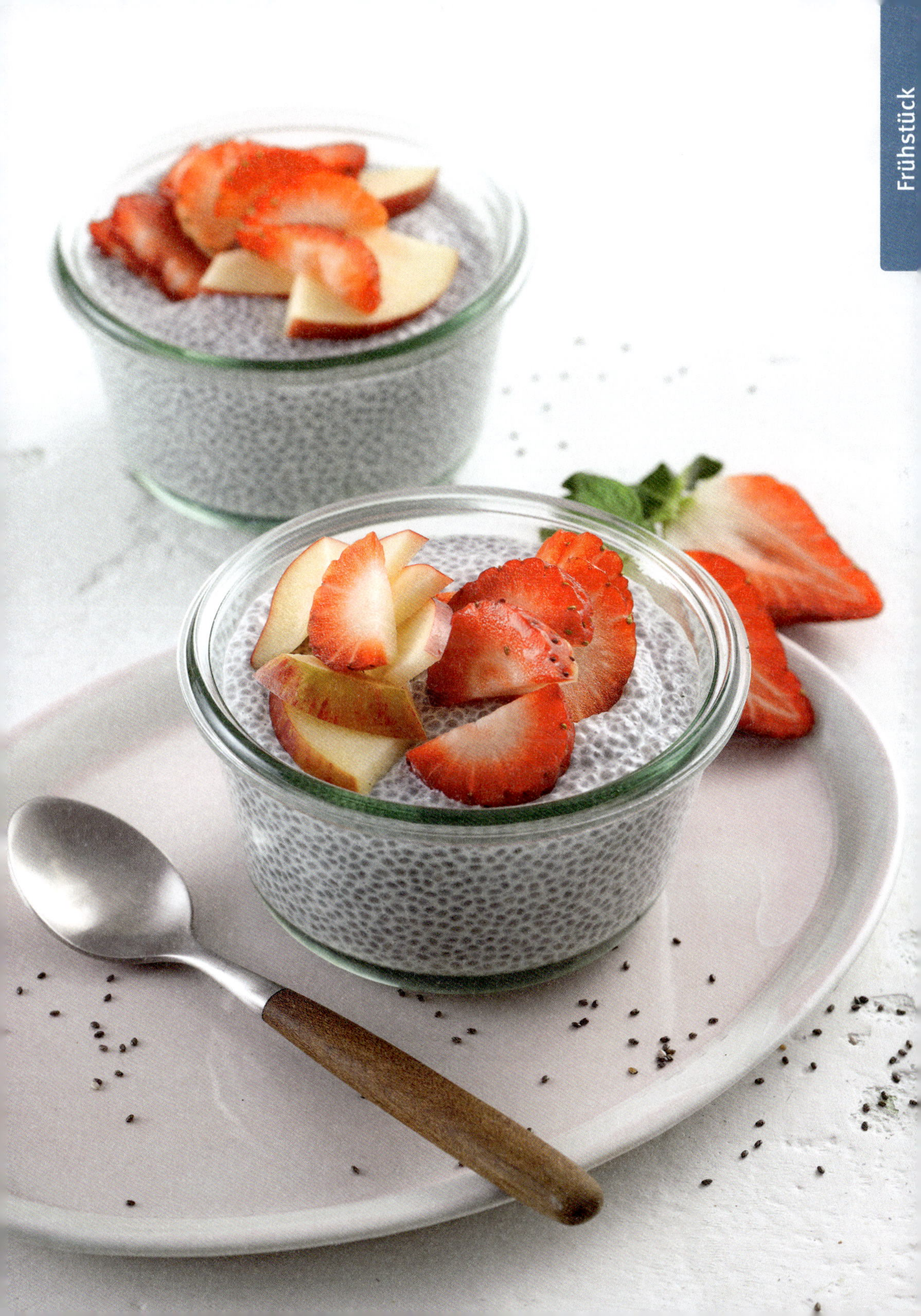

Vollkornbrot mit Avocado und Ei

Für 1 Portion
15 Min

1 Avocado • 2 Scheiben Vollkornbrot • 2 Eier • Salz und Pfeffer nach Geschmack

- Avocado halbieren, Kern entfernen und Fruchtfleisch in eine Schüssel geben. Mit einer Gabel die Avocado zerdrücken und nach Belieben würzen.

- 2 Scheiben Vollkornbrot im Toaster oder auf einer Grillpfanne goldbraun toasten.

- Avocado gleichmäßig auf jede Scheibe Brot streichen.

- Eier in einem Topf mit Wasser hart kochen und geschnitten auf die Avocado-Toasts legen.

- Mit Salz und Pfeffer würzen.

Nährwerte pro Portion
620 kcal • 25 g E • 35 g F • 60 g KH • 18 g B

Quinoa-Bowl mit Obst

Für 1 Portion
15 Min

50 g Quinoa • 200 ml Wasser • 1 kleiner Apfel • 1 TL Honig • Zimt nach Geschmack • Nüsse oder Joghurt (optional)

- Quinoa in Wasser zum Kochen bringen und bei mittlerer Hitze ca. 15 Min garen, bis die Quinoa weich ist.

- Apfel waschen, vierteln, Gehäuse entfernen und Fruchtfleisch würfeln.

- Quinoa mit 1 TL Honig, Apfel und Zimt nach Geschmack vermengen.

- Kann nach Belieben mit Nüssen oder Joghurt garniert werden.

Nährwerte pro Portion
320 kcal • 8 g E • 8 g F • 55 g KH • 9 g B

Smoothie mit Spinat und Banane

Für 1 Portion
5 Min

1 Banane • 1 Handvoll frischer Spinat • 200 ml Mandelmilch • 1 EL Erdnussbutter

- Banane, Spinat, Mandelmilch und Erdnussbutter in einen Mixer geben.

- Die Zutaten gut mixen, bis die Mischung cremig und gleichmäßig ist.

Tipp Dieser grüne Smoothie ist schnell zubereitet, nahrhaft und perfekt für einen gesunden Snack oder ein Frühstück zum Mitnehmen. Er liefert eine gute Portion Vitamine und Ballaststoffe. Viel Spaß beim Genießen.

Nährwerte pro Portion
240 kcal • 7 g E • 11 g F • 30 g KH • 5 g B

Joghurt mit Leinsamen und Früchten

Für 1 Portion
5 Min

200 g Naturjoghurt • 1 EL geschroteter Leinsamen • frisches Obst (z. B. Beeren oder Pfirsich) • Honig (optional)

- Naturjoghurt in eine Schüssel geben.

- Geschroteten Leinsamen und das frische Obst (z. B. Beeren oder Pfirsich) hinzufügen.

- Nach Belieben mit Honig süßen, um zusätzliche Süße zu verleihen.

Nährwerte pro Portion
280 kcal • 13 g E • 7 g F • 40 g KH • 6 g B

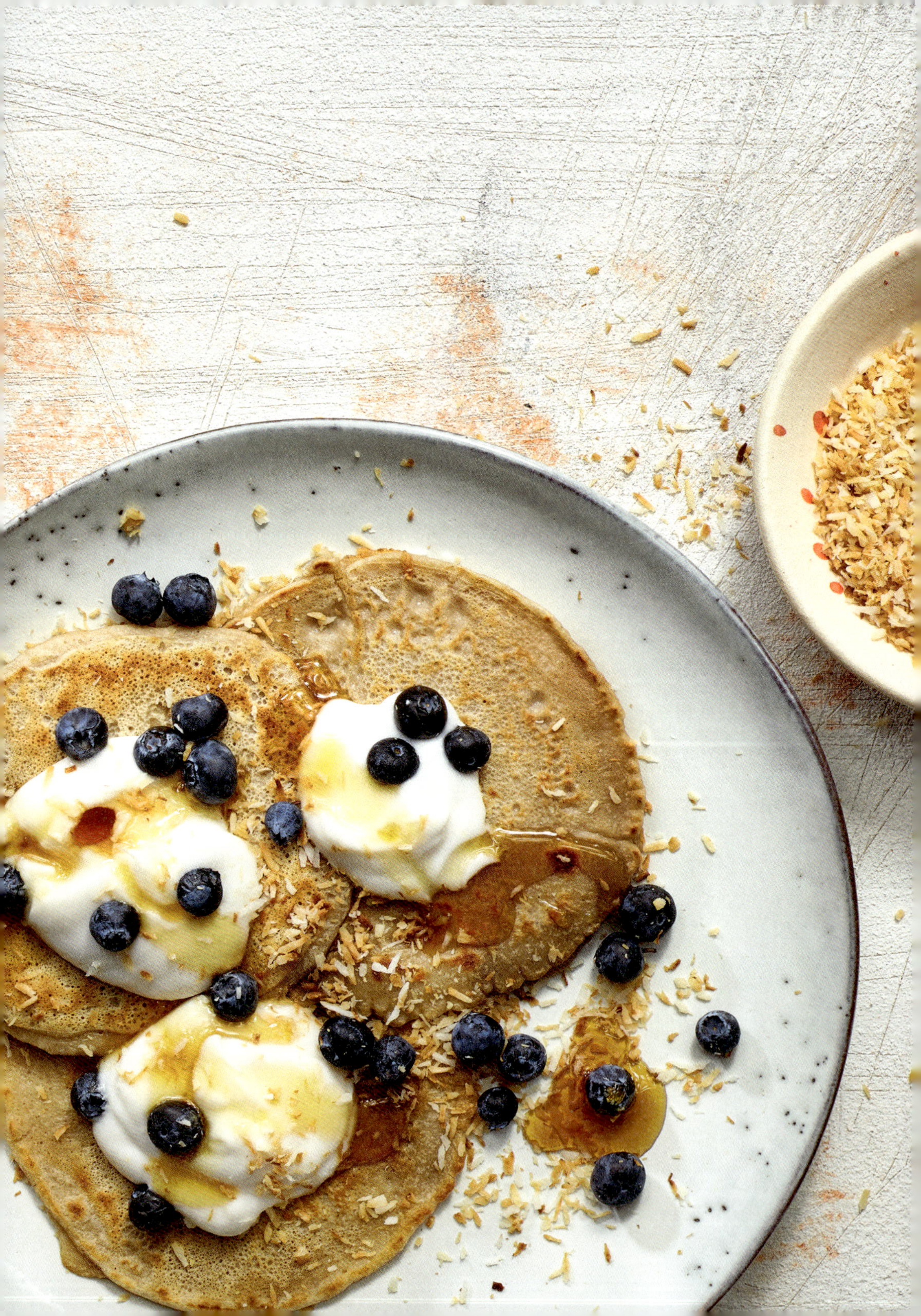

Buchweizen-Pfannkuchen

Für 2 Portionen
⏲ 20 Min

100 g Buchweizenmehl • 1 Ei • 200 ml Wasser • Prise Salz • Joghurt, Honig, Kokosraspeln und Obst zum Servieren

- Buchweizenmehl, Ei, Wasser und eine Prise Salz in einer Schüssel gut vermengen, bis ein glatter Teig entsteht.

- Pfanne bei mittlerer Hitze erhitzen und Teig portionsweise hineingeben, um zwei Pfannkuchen zu backen, bis sie goldbraun sind.

- Fertige Pfannkuchen auf 2 Teller legen und nach Belieben mit Joghurt, Honig, Kokosraspeln und frischem Obst servieren.

Tipp Diese Buchweizenpfannkuchen sind eine gesunde und schmackhafte Option für ein Frühstück oder einen Snack. Sie sind einfach zuzubereiten und bieten eine nahrhafte Kombination aus Proteinen und Ballaststoffen.

Nährwerte pro Portion
230 kcal • 11 g E • 4,5 g F • 45 g KH • 6,5 g B

Rührei mit Gemüse

Für 1 Portion
⏲ 10 Min

2 Eier • 1 Handvoll Gemüse (z. B. Paprika, Spinat, Zwiebeln) • Öl zum Anbraten • Salz und Pfeffer nach Geschmack

- 2 Eier in einer Schüssel verquirlen, bis sie gut vermischt sind.

- Gemüse hacken.

- In einer Pfanne etwas Öl erhitzen und das Gemüse darin anbraten, bis es leicht weich ist.

- Verquirlte Eier hinzufügen und bei mittlerer Hitze rühren, bis das Omelett gestockt ist.

- Mit Salz und Pfeffer abschmecken und sofort servieren.

Tipp Dieses Gemüse-Omelett ist eine schnelle und nahrhafte Option für Frühstück oder Mittagessen. Es liefert eine gute Menge an Eiweiß, Ballaststoffe durch das Gemüse und natürlich Vitamine durch das frische Gemüse.

Nährwerte pro Portion
290 kcal • 14 g E • 25 g F • 8 g KH • 2 g B

« Buchweizen-Pfannkuchen

Overnight Oats mit Nüssen und Honig

Für 2 Portionen
5 Min (plus 4 Stunden Kühlschrankzeit)

50 g Haferflocken • 200 ml Milch oder pflanzliche Milch • 1 EL Mandeln oder Walnüsse • 1 TL Honig • frisches Obst (zum Garnieren)

- Haferflocken mit Milch oder pflanzlicher Milch in einem Glas gut vermengen.

- Mandeln oder Walnüsse und Honig hinzufügen und alles gut umrühren.

- Glas abdecken und über Nacht im Kühlschrank quellen lassen.

- Am Morgen die Overnight Oats nach Belieben mit frischem Obst garnieren und genießen.

Tipp Dieses Rezept ist eine praktische und nahrhafte Frühstücksoption, die sich leicht vorbereiten lässt.

Nährwerte pro Portion
220 kcal • 9 g E • 8 g F • 33 g KH • 4,5 g B

Süßkartoffel-Toast mit Hummus

Für 1 Portion
20 Min

1 kleine Süßkartoffel • 2 EL Hummus (Seite 138) • frische Kräuter oder Paprikapulver zum Garnieren

- Süßkartoffel gründlich waschen und Enden abschneiden und in dünne, gleichmäßige Scheiben schneiden, damit sie gleichmäßig garen.

- Toaster oder Ofen auf 200 °C (Ober-/Unterhitze) vorheizen.

- Süßkartoffelscheiben auf ein Backblech oder in den Toaster legen und für etwa 15 bis 20 Minuten rösten, bis sie weich und leicht gebräunt sind.

- Herausnehmen und abkühlen lassen.

- Hummus gleichmäßig auf den gerösteten Süßkartoffelscheiben verteilen.

- Mit frischen Kräutern wie Petersilie oder Schnittlauch oder Paprikapulver garnieren.

Nährwerte pro Portion
340 kcal • 8 g E • 6 g F • 70 g KH • 11 g B

Avocado-Quinoa-Bowl mit Spinat und Feta

Für 1 Portion
30 Min

50 g Quinoa • 50 g frischer Spinat • 1 EL Olivenöl • 1 kleine Avocado • 30 g Feta-Käse • Saft einer halben Zitrone • Salz und Pfeffer nach Geschmack

- Quinoa gründlich abspülen und in einem Topf mit 150 ml Wasser zum Kochen bringen. 15 Minuten köcheln lassen, bis das Wasser aufgesogen ist.

- Spinat in einer Pfanne mit 1 EL Olivenöl kurz anbraten, bis er zusammenfällt.

- Avocado halbieren, den Kern entfernen und das Fruchtfleisch in Scheiben schneiden.

- Gekochte Quinoa in eine Schüssel geben, Spinat und Avocado darauf anrichten.

- Feta zerbröseln und über die Bowl streuen. Mit Zitronensaft, Salz und Pfeffer abschmecken.

Nährwerte pro Portion
450 kcal • 12 g E • 25 g F • 40 g KH • 12 g B

Vollkornbrot mit Rührei und Spinat

Für 1 Portion
20 Min

½ Zwiebel • 1 kleine Tomate • 1 TL Olivenöl • 50 g Blattspinat • 2 Eier • Salz und Pfeffer nach Geschmack • 2 Scheiben Vollkornbrot • frische Kräuter

- Zwiebel und Tomate klein schneiden. In einer Pfanne mit 1 TL Olivenöl anbraten, bis die Zwiebel glasig ist. Spinat hinzufügen und kurz mitdünsten.

- Eier in einer Schüssel verquirlen, mit Salz und Pfeffer würzen und in die Pfanne geben. Rühren, bis die Eier gestockt sind.

- Währenddessen das Vollkornbrot toasten.

- Rührei auf den getoasteten Brotscheiben anrichten und nach Belieben mit frischen Kräutern garnieren.

Nährwerte pro Portion
500 kcal • 24 g E • 18 g F • 50 g KH • 10 g B

Kichererbsen-Quinoa-Salat

Für 2 Portionen

20 Min

100 g Quinoa • 200 ml Wasser • 1 Paprika • ½ Gurke • 100 g Kichererbsen (aus der Dose, abgetropft) • 2 EL Olivenöl • Saft einer Zitrone • Salz und Pfeffer nach Geschmack

- Quinoa unter kaltem Wasser abspülen, mit Wasser in einem Topf zum Kochen bringen. Reduzieren Sie die Hitze und lassen Sie die Quinoa bei niedriger Hitze etwa 15 Minuten köcheln, bis das Wasser vollständig aufgenommen ist und die Quinoa weich ist.

- Paprika und Gurke würfeln, mit Kichererbsen in eine große Schüssel geben.

- Quinoa abkühlen lassen und zu den anderen Zutaten in die Schüssel geben.

- Verfeinern Sie den Salat mit Olivenöl, Zitronensaft, Salz und Pfeffer. Gut vermengen und servieren.

Tipp Dieser Salat ist nahrhaft, frisch und perfekt für eine gesunde Mahlzeit!

Nährwerte pro Portion

395 kcal • 11,5 g E • 17,5 g F • 50 g KH • 8,5 g B

Linsensuppe

Für 2 Portionen

30 Min

2 EL Olivenöl • 1 Zwiebel • 2 Karotten • 2 Selleriestangen • 200 g grüne oder braune Linsen • 1 Liter Gemüsebrühe • Salz und Pfeffer nach Geschmack

- 2 Esslöffel Olivenöl in einem großen Topf bei mittlerer Hitze erwärmen.

- Zwiebel hacken, in den Topf geben und braten, bis die Zwiebeln glasig sind.

- Karotten würfeln, Sellerie hacken und beides in den Topf geben. Für etwa 5 Minuten braten, bis das Gemüse leicht weich ist.

- Linsen und Gemüsebrühe zugeben und aufkochen.

- 20 bis 25 Minuten bei niedriger Hitze köcheln lassen, bis die Linsen weich sind. Rühren Sie gelegentlich um, um ein Anbrennen zu verhindern.

- Mit Salz und Pfeffer abschmecken und heiß servieren, idealerweise mit Vollkornbrot oder als leichtes Hauptgericht.

Nährwerte pro Portion

525 kcal • 26 g E • 15 g F • 73 g KH • 19 g B

Vollkornnudeln mit Brokkoli und Pesto

Für 1 Portion
20 Min

100 g Vollkornnudeln • 200 g Brokkoli • 3 EL Pesto • 1 EL Parmesan (optional) • Salz und Pfeffer nach Geschmack

- Vollkornnudeln in einem großen Topf mit kochendem Salzwasser al dente garen.

- Brokkoli in Röschen teilen und in den letzten 5 Minuten der Kochzeit zu den Nudeln geben. So garen sie gleichmäßig mit den Nudeln und behalten ihre schöne grüne Farbe.

- Nudel-Brokkoli-Gemisch in ein Sieb abgießen und gut abtropfen lassen.

- Mit 3 Esslöffeln Pesto gründlich vermengen.

- Mit frisch geriebenem Parmesan bestreuen und mit Salz und Pfeffer abschmecken.

Tipp Servieren Sie das Gericht heiß und genießen Sie die Kombination aus grünen Zutaten!

Nährwerte pro Portion
650 kcal • 30 g E • 25 g F • 95 g KH • 16 g B

Süßkartoffel-Bohnen-Patties

Für 2 Portionen
40 Min

200 g Süßkartoffeln • 200 g schwarze Bohnen aus der Dose • 50 g Haferflocken • 1 TL Kreuzkümmel • Salz und Pfeffer nach Geschmack • 1 EL Rapsöl (zum Braten)

- Süßkartoffeln erst weich kochen, dann schälen und pürieren.

- Schwarze Bohnen gut abtropfen lassen.

- Süßkartoffelpüree, schwarze Bohnen, Haferflocken mit Kreuzkümmel in einer Schüssel gut vermengen. Bohnen leicht andrücken, dass es eine gleichmäßige und gut haftende Masse ergibt.

- Mit Salz und Pfeffer abschmecken.

- Gleichmäßige Patties formen.

- Rapsöl in einer Pfanne erhitzen und Patties bei mittlerer Hitze braten, bis sie goldbraun und knusprig sind.

Tipp Diese Patties eignen sich gut für jegliche Art von veganem Burger.

Nährwerte pro Portion
360 kcal • 14 g E • 10 g F • 57 g KH • 12,5 g B

Süßkartoffel-Curry

Für 2 Portionen
30 Min

- Rapsöl zum Braten
- 1 Zwiebel
- 2 Knoblauchzehen
- 1 große Süßkartoffel
- 1 EL Currypulver
- 1 Dose Kokosmilch
- 200 g Spinat
- Salz und Pfeffer nach Geschmack

- Öl in einer Pfanne oder einem Topf bei mittlerer Hitze erhitzen.

- Zwiebel würfeln und Knoblauch hacken, in der Pfanne braten, bis die Zwiebeln glasig sind.

- Süßkartoffel würfeln und mit dem Currypulver hinzugeben und für 2 bis 3 Minuten anbraten.

- Kokosmilch zugeben und alles aufkochen. Für etwa 20 Minuten köcheln lassen, bis die Süßkartoffel weich ist.

- Kurz vor dem Servieren den frischen Spinat unterrühren und so lange köcheln lassen, bis er zusammengefallen ist.

- Schmecken Sie das Curry mit Salz und Pfeffer ab. Servieren Sie es heiß, idealerweise mit Vollkornreis oder -brot.

Nährwerte pro Portion
550 kcal • 10 g E • 37 g F • 45 g KH • 8 g B

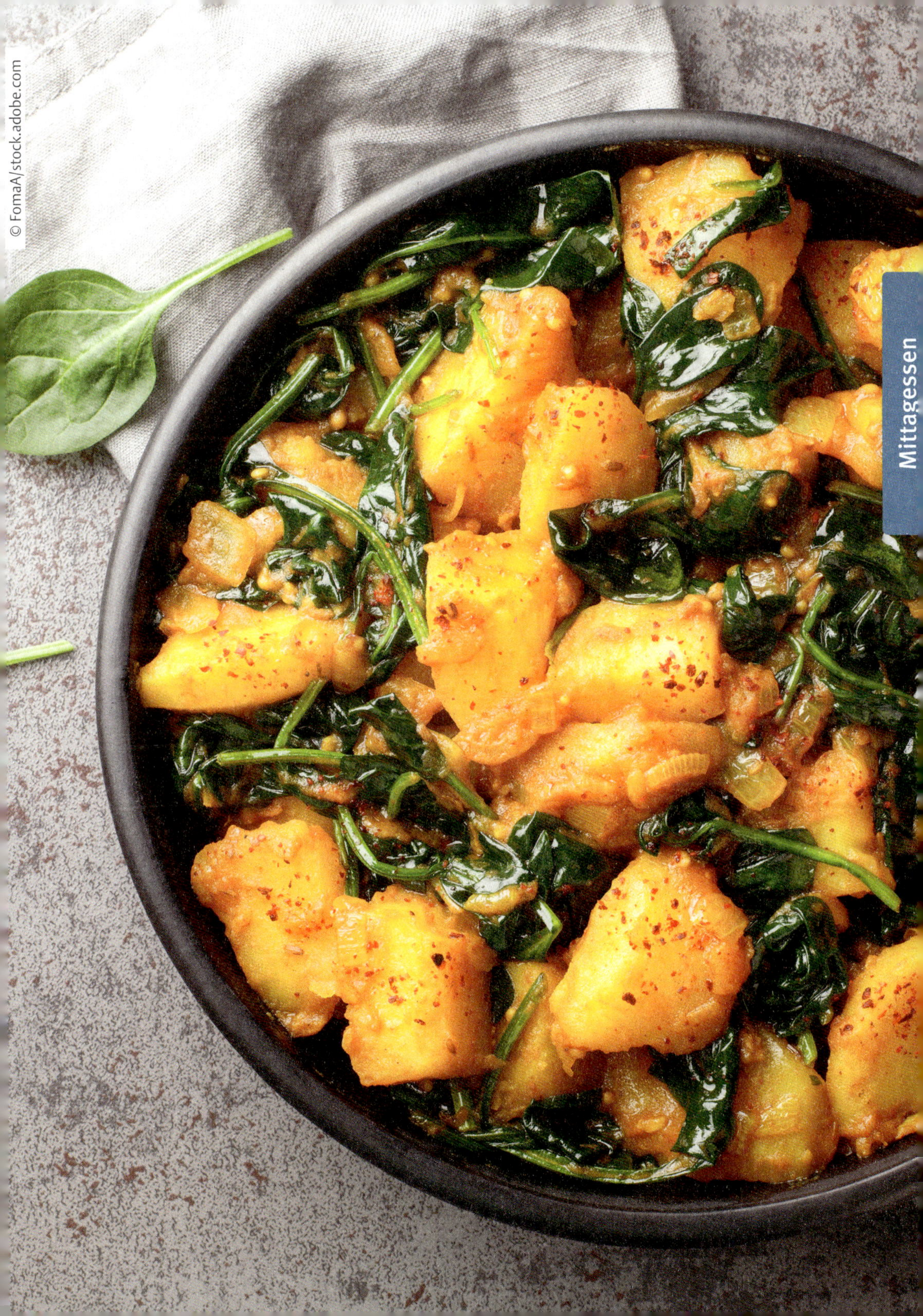

Gemüse-Quiche mit Vollkornboden

Für 2 Portionen
40 Min

Für den Boden
- 150 g Vollkornmehl
- 75 g Butter
- 1 Ei
- 1 Prise Salz

Für die Füllung
- 200 g Gemüse (z. B. Zucchini, Paprika, Spinat oder Brokkoli)
- Rapsöl zum Braten
- Salz und Pfeffer nach Geschmack
- 3 Eier
- 200 ml Sahne oder eine pflanzliche Alternative
- Gewürze nach Wahl (z. B. Muskatnuss, Thymian)

- Vollkornmehl mit Butter, Ei und einer Prise Salz in einer Schüssel vermengen.
- Teig gut durchkneten, bis er eine homogene Konsistenz hat. Bei Bedarf etwas kaltes Wasser hinzufügen.
- Teig in Frischhaltefolie wickeln und für etwa 15 Minuten im Kühlschrank ruhen lassen.
- Gemüse vorbereiten:
- Gemüse waschen und in kleine Stücke schneiden.
- In einer Pfanne etwas Öl erhitzen und Gemüse darin anbraten, bis es leicht weich ist. Mit Salz und Pfeffer würzen. Vom Herd nehmen und abkühlen lassen.
- Füllung zubereiten:
- In einer Schüssel 3 Eier mit Sahne verquirlen. Mit Salz, Pfeffer und Gewürzen abschmecken.
- Quiche zusammenstellen:
- Den Ofen auf 180 °C vorheizen.
- Quiche- oder Tarteform einfetten.
- Teig aus dem Kühlschrank nehmen und auf einer bemehlten Fläche ausrollen. In die Form legen und den Rand hochziehen.
- Das angebratene Gemüse gleichmäßig auf dem Teig verteilen und die Eier-Sahne-Mischung darüber gießen.
- Quiche im vorgeheizten Ofen für etwa 30 bis 35 Minuten backen, bis die Füllung fest und die Oberfläche goldbraun ist.
- Quiche etwas abkühlen lassen, in Stücke schneiden und warm oder kalt servieren.

Nährwerte pro Portion
900 kcal • 25 g E • 62 g F • 65 g KH • 9 g B

Gemüse-Curry mit braunem Reis

Für 2 Portionen
35 Min

- 200 g brauner Reis
- 1 Zwiebel
- 2 Knoblauchzehen
- 1 Stück Ingwer (ca. 2 cm)
- 1 rote Paprika
- 1 Zucchini
- 200 g Blumenkohl
- 2 EL Olivenöl
- 2 EL Currypaste (z. B. rote oder grüne)
- 1 Dose Kokosmilch (400 ml)
- Salz und Pfeffer nach Geschmack
- frischer Koriander (zum Garnieren)

- Braunen Reis nach Packungsanleitung zubereiten.
- Zwiebel und Knoblauch hacken, Ingwer reiben.
- Paprika und Zucchini würfeln, Blumenkohl in Röschen teilen.
- In einem großen Topf oder einer tiefen Pfanne Olivenöl erhitzen. Zwiebel, Knoblauch und Ingwer hinzufügen und bei mittlerer Hitze anbraten, bis die Zwiebel glasig ist.
- Paprika, Zucchini und Blumenkohl hinzufügen und 5 bis7 Minuten anbraten, bis das Gemüse leicht weich ist.
- Currypaste in das Gemüse einrühren und kurz mitbraten, um die Aromen freizusetzen.
- Kokosmilch dazugeben und alles gut vermengen. Zum Kochen bringen und dann die Hitze reduzieren. Etwa 10 bis 15 Minuten köcheln lassen, bis das Gemüse gar ist. Mit Salz und Pfeffer abschmecken.
- Gekochten Reis auf Tellern anrichten und das Gemüse-Curry darüber geben.
- Je nach Geschmack mit frischem Koriander garnieren und genießen!

Nährwerte pro Portion
950 kcal • 16 g E • 55 g F • 100 g KH • 8 g B

Sauerkraut-Quinoa-Bowl

Für 2 Portionen
30 Min

150 g Quinoa • 200 g Sauerkraut • 1 Karotte • ½ Avocado (in Scheiben) • 1 EL Olivenöl • 1 EL Apfelessig • Salz und Pfeffer nach Geschmack • frische Petersilie (zum Garnieren)

- Quinoa nach Packungsanleitung kochen und anschließend abkühlen lassen.
- Sauerkraut gut abtropfen lassen. Die Karotte fein reiben. Avocado in Scheiben schneiden.
- In einer Schüssel Sauerkraut, Karotte, Olivenöl, Apfelessig sowie Salz und Pfeffer gut vermengen.
- Gekochte Quinoa in eine Schüssel geben, das Sauerkraut-Gemisch darauf anrichten und mit Avocadoscheiben sowie frischer Petersilie garnieren.

Nährwerte pro Portion
920 kcal • 20 g E • 40 g F • 130 g KH • 25 g B

Kimchi-Stir-Fry mit Tofu

Für 1 Portion
25 Min

1 Zucchini • 1 Paprika • 2 Frühlingszwiebeln • 200 g Tofu • 2 EL Sesamöl • 200 g Kimchi • 2 EL Sojasauce • 1 TL Sesamsamen (zum Garnieren)

- Zucchini in Scheiben und Paprika in Streifen schneiden und Frühlingszwiebeln hacken.
- Tofu würfeln und in einer Pfanne in Sesamöl anbraten, bis er goldbraun ist.
- Gemüse hinzufügen und alles für etwa 5 Minuten anbraten.
- Kimchi und Sojasauce hinzufügen und alles gut vermengen. Weitere 5 Minuten braten, bis das Gemüse zart ist.
- Mit Sesamsamen garnieren und heiß servieren.

Tipp Fermentierte Lebensmittel haben einen positiven Effekt auf unsere Darmflora und damit auch auf unsere Verdauung.

Nährwerte pro Portion
555 kcal • 25 g E • 40 g F • 40 g KH • 12 g B

Linsen-Bulgur-Salat mit Feta

Für 2 Portionen
30 Min

100 g Bulgur • 200 g grüne oder braune Linsen • 1 Gurke • 1 Tomate • ½ rote Zwiebel • 100 g Feta • 2 EL Olivenöl • Saft von 1 Zitrone • Salz und Pfeffer nach Geschmack • frische Minze oder Petersilie (zum Garnieren)

- Bulgur nach Packungsanleitung kochen und anschließend abkühlen lassen.
- Linsen nach Packungsanleitung kochen.
- Gurke und Tomate würfeln, Zwiebel hacken und Feta zerbröseln.
- In einer großen Schüssel Linsen, Gurke, Tomate, Zwiebel und Feta gut vermengen.
- Den abgekühlten Bulgur hinzufügen und alles mit Olivenöl, Zitronensaft, Salz und Pfeffer abschmecken.
- Mit frischer Minze oder Petersilie garnieren und servieren.

Nährwerte pro Portion
600 kcal • 25 g E • 25 g F • 70 g KH • 12,5 g B

Gefüllte Paprika mit Hackfleisch und Reis

Für 2 Portionen
40 Min

100 g Vollkornreis • 4 Paprika • 1 Zwiebel • 1 El Rapsöl zum Braten • 250 g Rinderhackfleisch • 1 Dose Tomaten (400 g) • Salz und Pfeffer zum Abschmecken • Gewürze nach Geschmack (z. B. Oregano, Basilikum)

- Ofen auf 180 °C vorheizen.
- Vollkornreis nach Packungsbeilage kochen.
- Paprika oben aufschneiden und entkernen. Zwiebel würfeln. In einer Pfanne die Zwiebel glasig braten.
- Rinderhackfleisch hinzufügen und braten, bis es durchgegart ist.
- Vollkornreis und Tomaten in die Pfanne geben. Gut vermengen und nach Belieben mit Salz, Pfeffer und Gewürzen wie Oregano und Basilikum abschmecken.
- Paprika mit der Hackfleisch-Reis-Mischung füllen und in eine Auflaufform stellen. Im Ofen etwa 20 Minuten backen, bis die Paprika weich sind.

Nährwerte pro Portion
485 kcal • 30 g E • 25 g F • 43 g KH • 8,5 g B

Haferflocken-Riegel mit Nüssen

Für 4 Portionen
15 Min (plus 30 Minuten Backzeit)

200 g Haferflocken • 100 g Nüsse (z. B. Mandeln, Walnüsse) • 100 g Trockenfrüchte (z. B. Datteln, Aprikosen) • 2 EL Honig oder Agavendicksaft • 1 TL Zimt

- Ofen auf 180 °C vorheizen.
- In einer großen Schüssel alle Zutaten gut vermengen, bis eine homogene Masse entsteht.
- Mischung in eine mit Backpapier ausgelegte Backform drücken, gleichmäßig verteilen und glatt streichen.
- Im vorgeheizten Ofen 30 Minuten backen, bis die Masse goldbraun ist.
- Nach dem Backen aus dem Ofen nehmen, abkühlen lassen und dann in Riegel schneiden.

Tipp Diese selbstgemachten Riegel sind eine gesunde Snack-Option und ideal für unterwegs.

Nährwerte pro Portion
442 kcal • 12,5 g E • 16 g F • 63 g KH • 9,5 g B

Selbstgemachter Hummus mit Karotten

Für 3 Portionen
10 Min

1 Dose Kichererbsen (ca. 400 g) • 2 EL Tahini • 2 EL Olivenöl • Saft einer Zitrone • 1 Knoblauchzehe • Salz und Pfeffer nach Geschmack • 2 große Karotten

- Kichererbsen gründlich abspülen und gut abtropfen lassen.
- Alle Zutaten außer den Karotten in einen Mixer geben. Pürieren, bis eine cremige und glatte Konsistenz erreicht ist.
- Je nach Vorliebe kann etwas Wasser hinzugefügt werden, um die Konsistenz anzupassen.
- Hummus in eine Schüssel geben und nach Belieben mit etwas Olivenöl garnieren.
- Karotten in Sticks schneiden und mit dem Hummus servieren.

Tipp Dieser Hummus eignet sich hervorragend als gesunder Snack oder als Dip für verschiedene Gemüsesorten.

Nährwerte pro Portion
245 kcal • 7 g E • 17 g F • 22 g KH • 6 g B

Quark mit Leinsamen und frischem Obst

Für 1 Portion
5 Min

200 g Quark (mager) • 2 EL geschroteter Leinsamen • 100 g frisches Obst (z. B. Beeren oder Apfelstücke) • 1 EL Honig (optional)

- Mageren Quark in eine mittelgroße Schüssel geben.
- Geschroteten Leinsamen hinzufügen.
- Frisches Obst hinzufügen.
- Nach Belieben mit Honig süßen, bis alles gut vermischt ist.

Tipp Quark ist eine großartige Proteinquelle und sorgt für eine cremige Basis. Leinsamen liefert wertvolle Omega-3-Fettsäuren und Ballaststoffe, die gut für die Verdauung sind. Das frische Obst liefert Vitamine und Ballaststoffe. Dieser Quark ist ein schneller und gesunder Snack oder eine perfekte Frühstücksoption. Er ist nährstoffreich, sättigend und lässt sich leicht variieren.

Nährwerte pro Portion
175 kcal • 15 g Protein • 4g F • 20 g KH • 3,5 g B

Rührei mit Spinat und Feta

Für 2 Portionen
10 Min

1 EL Olivenöl • 100 g frischer Spinat • 3 Eier • 50 g Feta-Käse • Salz und Pfeffer nach Geschmack

- Olivenöl in einer Pfanne erhitzen.
- Frischen Spinat hinzufügen und unter Rühren garen, bis er zusammenfällt. Dies dauert nur wenige Minuten und sorgt dafür, dass der Spinat seine Nährstoffe behält.
- In einer Schüssel Eier verquirlen und in die Pfanne geben. Unter Rühren garen, bis die Eier die gewünschte Konsistenz erreicht haben.
- Feta-Käse zerbröseln und vorsichtig unter die Eier-Spinat-Mischung heben. Mit Salz und Pfeffer nach Geschmack würzen.

Tipp Lassen Sie das Öl nicht zu heiß werden, sonst erhöht es das Darmkrebsrisiko. Dieses Gericht eignet sich hervorragend als Frühstück, aber auch als Abendessen. Möchten Sie den Ballaststoffanteil erhöhen, fügen Sie einfach die doppelte Menge Spinat dazu.

Nährwerte pro Portion
240 kcal • 15 g E • 20 g F • 3 g KH • 1,5 g B

Vollkornbrot mit Hüttenkäse und Sauerkraut

Für 1 Portion
5 Min

100 g Hüttenkäse • 2 Scheiben Vollkornbrot • 100 g Sauerkraut • Pfeffer und frische Kräuter nach Geschmack

- Streichen Sie den Hüttenkäse gleichmäßig auf die Vollkornbrote.
- Sauerkraut auf den Hüttenkäse legen.
- Mit frisch gemahlenem Pfeffer und Kräutern bestreuen.

Tipp Der Hüttenkäse ist proteinreich und verleiht dem Gericht eine cremige Textur. Sauerkraut ist reich an Ballaststoffen und probiotischen Bakterien, die gut für die Verdauung sind. Vor allem nicht pasteurisiertes Sauerkraut ist dem Sauerkraut aus dem Supermarkt der Vorzug zu geben.

Nährwerte pro Portion
360 kcal • 22 g E • 8 g F • 50 g KH • 9 g B

Griechischer Joghurt mit Nüssen und Honig

Für 1 Portion
5 Min

200 g griechischer Joghurt • 30 g Walnüsse oder Mandeln • 1 EL Honig • 1 TL Zimt (optional)

- Joghurt in eine Schüssel geben.
- Nüsse grob hacken und über den Joghurt streuen.
- Mit Honig und Zimt toppen.

Tipp Joghurt enthält die berühmten Lactobakterien und Bifidobakterien, das sind Ihre Unterstützer bei der Verdauung.

Nährwerte pro Portion
450 kcal • 25 g E • 25 g F • 30 g KH • 4 g B

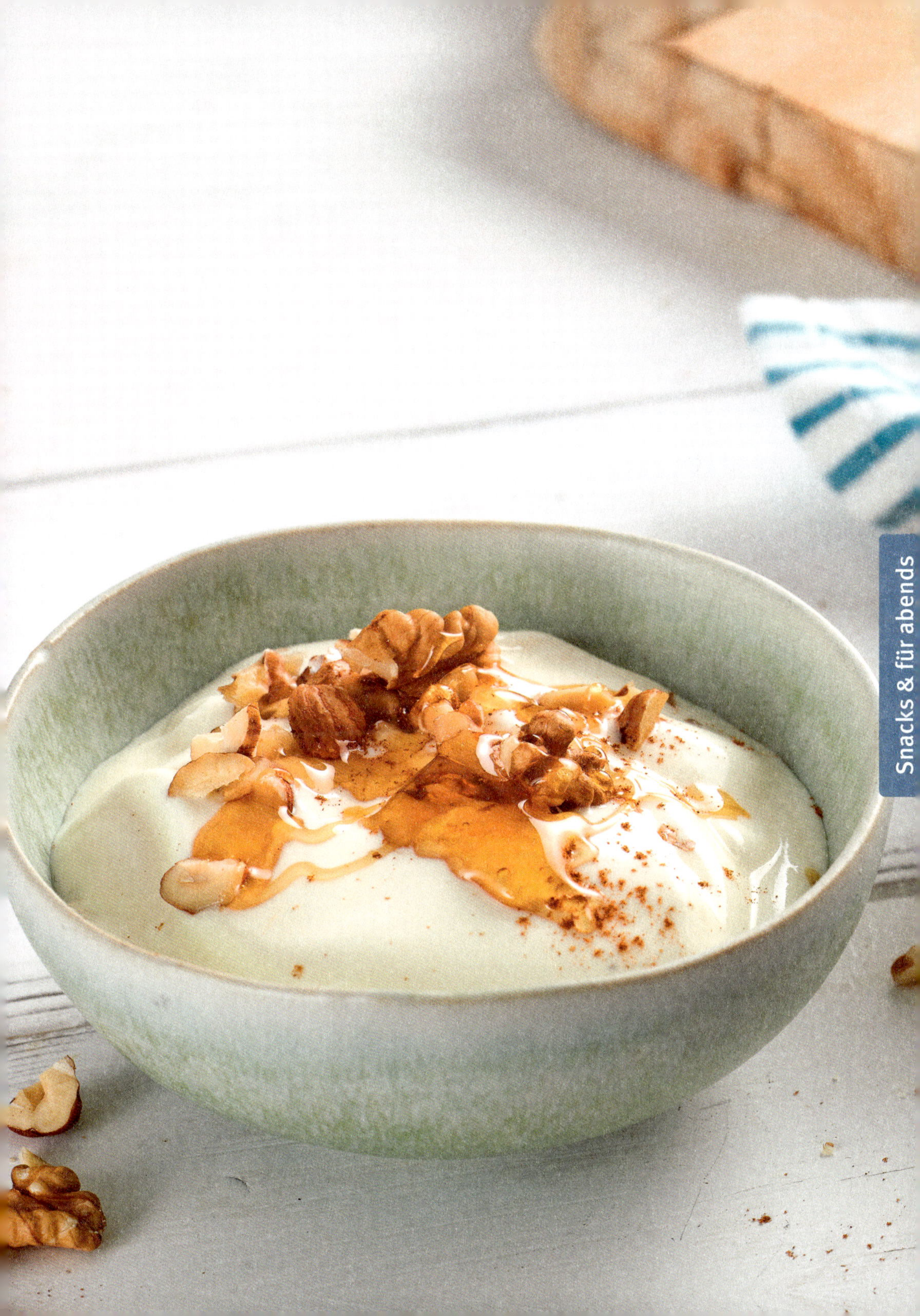

Lachs mit Brokkoli und Quinoa

Für 2 Portionen
25 Min

100 g Quinoa • Salz und Pfeffer nach Geschmack • Saft einer Zitrone • 150 g Brokkoli • 200 g Lachsfilet • 1 EL Olivenöl

- Quinoa nach Packungsanweisung kochen, bis sie weich und das Wasser vollständig aufgenommen ist.

- Mit Salz und Pfeffer oder einem Teil des frisch gepressten Zitronensafts würzen.

- Brokkoli in Röschen teilen und in einem Topf mit kochendem und gesalzenem Wasser für 5 bis 7 Minuten blanchieren, bis er zart, aber noch knackig ist.

- Wasser abgießen und kurz kalt abschrecken, damit der Brokkoli nicht die Farbe verliert.

- Lachsfilet mit Olivenöl, Zitronensaft, Salz und Pfeffer würzen. In einer Pfanne bei mittlerer Hitze 5 bis 6 Minuten pro Seite braten, bis der Lachs durchgegart und leicht goldbraun ist.

Nährwerte pro Portion
475 kcal • 30 g E • 22 g F • 40 g KH • 5,5 g B

Roggenbrot mit fermentiertem Gemüse

Für 1 Portion
5 Min

2 Scheiben Roggenbrot • 100 g Räucherlachs • 50 g fermentiertes Gemüse (z. B. Kimchi oder eingelegtes Gemüse) • Dill oder Schnittlauch zur Garnitur

- Roggenbrot mit Räucherlachs belegen.

- Fermentiertes Gemüse darauflegen und mit Dill oder Schnittlauch garnieren.

Tipp Das fermentierte Gemüse sorgt für eine angenehme Säure und liefert wertvolle Probiotika für die Verdauung. Frischer Dill oder Schnittlauch runden das Aroma ab.

Nährwerte pro Portion
470 kcal • 40 g E • 12 g F • 50 g KH • 8 g B

Kartoffelsalat mit Joghurt und Gurken

Für 2 Portionen
30 Min

500 g festkochende Kartoffeln • 1 Salatgurke • 200 g Joghurt (natur, 1,5 % Fett) • 1 EL Apfelessig • Salz und Pfeffer nach Geschmack • 100 g fermentierte Gurken (optional)

- Kartoffeln in einem Topf mit Wasser zum Kochen bringen und garen, bis sie weich sind. Danach abkühlen lassen und in kleine Würfel schneiden.
- Gurke schälen und würfeln.
- In einer großen Schüssel Naturjoghurt, Gurke, Apfelessig sowie Salz und Pfeffer gut vermengen.
- Die abgekühlten Kartoffelwürfel vorsichtig unter die Joghurt-Gurken-Mischung heben.
- Nach Belieben mit den fermentierten Gurken garnieren und servieren.

Tipp Gerne können Sie kleingehackte Zwiebeln oder Radieschen in Scheiben zugeben, für ein Extra an Ballaststoffen. Ein Teelöffel Senf macht das Dressing etwas cremiger.

Nährwerte pro Portion
282 kcal • 12,5 g E • 2 g F • 50 g KH • 4,5 g B

Shakshuka

Für 2 Portionen
30 Min

2 EL Olivenöl • 1 Zwiebel, gewürfelt • 1 rote Paprika, gewürfelt • 2 Knoblauchzehen, gehackt • 1 TL Kreuzkümmel • 1 TL Paprikapulver • 400 g gehackte Tomaten (Dose oder frisch) • Salz und Pfeffer nach Geschmack • 4 Eier • frischer Koriander oder Petersilie zur Garnitur

- Olivenöl in einer Pfanne erhitzen, gewürfelte Zwiebel und Paprika 5 bis 7 Minuten anbraten.
- Knoblauch mit Kreuzkümmel und Paprikapulver in die Pfanne geben, 2 Minuten anbraten.
- Gehackte Tomaten dazugeben, mit Salz und Pfeffer würzen und 10 Minuten köcheln lassen.
- Vertiefungen in die Sauce machen und Eier hineinschlagen. Abdecken und 5 bis 7 Minuten garen.
- Mit Koriander oder Petersilie garnieren und servieren.

Nährwerte pro Portion
275 kcal • 13 g E • 19 g F • 13 g KH • 5 g B.

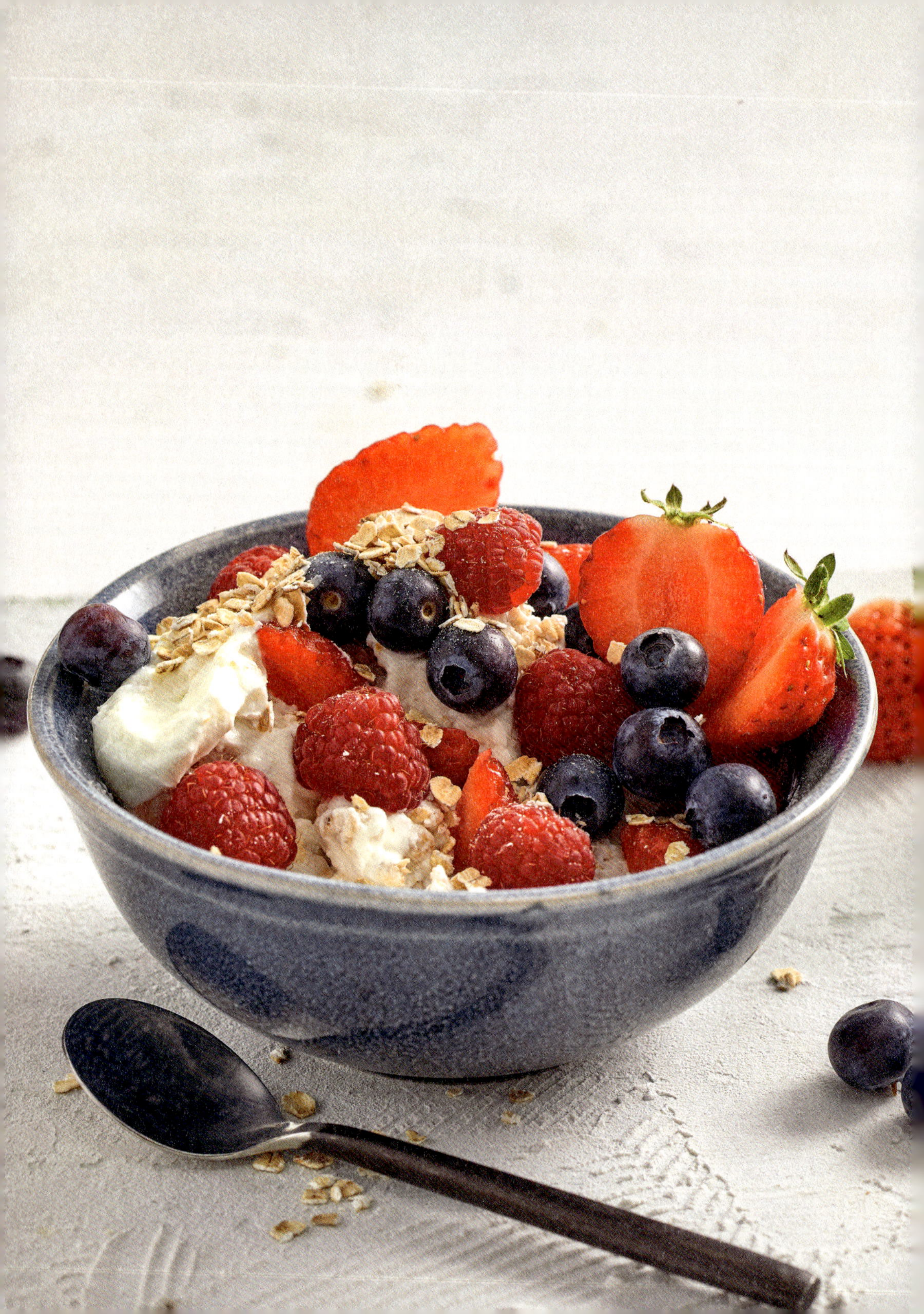

Quark mit Früchten

Für 2 Portionen
30 Min

200 g Quark (mager) • 1 EL Honig • 1 TL Zimt • 100 g frisches Obst (z. B. Äpfel, Beeren) • Haferflocken, Flohsamenschalen oder Chia

- Quark in eine Schüssel geben und Honig und Zimt hinzugeben. Rühren Sie die Mischung gut um, bis der Quark gleichmäßig mit den anderen Zutaten vermengt ist und eine cremige Konsistenz entsteht.

- Waschen Sie das frische Obst gründlich. Äpfel in kleine Stücke schneiden, Beeren können Sie einfach ganz lassen. Obst vorsichtig unter die Quark-Honig-Zimt-Mischung heben und gleichmäßig verteilen.

- Verteilen Sie den Quark auf Schüsselchen.

Tipp Um noch mehr Ballaststoffe zu erhalten, können Sie Haferflocken, Flohsamenschalen oder Chia unterheben. Dieses Gericht eignet sich hervorragend als gesunder Snack oder leichtes Dessert.

Nährwerte pro Portion
75 kcal • 7 g E • 0,5 g F • 20 g KH • 1,5 g B

« Quark mit Früchten

Bananen-Erdnussbutter-Sandwich

Für 1 Portion
30 Min

2 Scheiben Vollkorntoast • 2 EL Erdnussbutter • 1 Banane oder auch 1 TL Marmelade nach Wahl • 1 TL Honig (optional)

- Vollkorntoast toasten oder in der Pfanne rösten. Kurz abkühlen lassen.

- Erdnussbutter gleichmäßig auf eine der Brotscheiben verteilen. Achten Sie darauf, dass die gesamte Fläche gut bedeckt ist.

- Banane in dünne Scheiben schneiden und gleichmäßig auf die Erdnussbutter legen. Haben Sie keine Banane zur Hand, ist natürlich auch ein TL Marmelade möglich.

- Optional den Honig über die Bananenscheiben träufeln.

- Zweite Brotscheibe auf die belegte Seite legen und leicht andrücken. Sandwich in der Mitte durchschneiden und servieren.

Nährwerte pro Portion
453 kcal • 17 g E • 18 g F • 60 g KH • 11 g B

Haferflocken-Kekse

Ca. 10 Kekse
30 Min

1 Banane • 100 g Vollkorn-Haferflocken • 2 EL Honig • 50 g Schokoladenstückchen

- Ofen auf 180 °C vorheizen.
- Banane zerdrücken.
- Vollkorn-Haferflocken, Banane, Honig und Schokoladenstückchen zu einer homogenen Masse vermengen
- Backblech mit Backpapier auslegen und kleine Portionen des Teigs darauflegen.
- Kekse für ca. 15 Minuten backen, bis sie goldbraun sind.
- Auf dem Blech auskühlen lassen.

Tipp Die Kekse eignen sich ideal für Quark, Joghurt, Kefir zum Drüberstreuen oder um ein knuspriges Müsli zu erhalten.

Nährwerte für 2 Kekse
218 kcal • 5 g E • 5,3 g F • 40 g KH • 4 g B

Mango-Sorbet

Für 2 Portionen
30 Min (plus Gefrierzeit)

2 reife Mangos • 1 EL Limettensaft • 1 EL Honig

- Mangos schälen, das Fruchtfleisch in Stücke schneiden und in einem Mixer pürieren, bis eine glatte Konsistenz erreicht ist.
- Limettensaft und Honig hinzufügen und gut vermengen, um eine harmonische Mischung zu erhalten.
- Mischung in eine flache Schüssel geben, die sich gut zum Einfrieren eignet.
- Sorbet für mindestens 4 Stunden in den Gefrierschrank stellen. Um die Textur cremig zu halten, alle 30 Minuten mit einer Gabel umrühren, damit sich keine großen Eiskristalle bilden.

Tipp Dieses Mango-Sorbet ist nicht nur lecker, sondern auch eine gesunde Dessert-Option. Mangos haben zwar nicht so viele Ballaststoffe wie Johannisbeeren, dennoch sind sie durch ihre fasrige Konsistenz ein idealer Lieferant.

Nährwerte pro Portion
160 kcal • 1 g E • 0,3 g F • 40 g KH • 3 g B

Apfel-Crumble

Für 2 Portionen
30 Min

3 Äpfel, z. B. säuerliche Sorten wie Boskop • 30 g Mandeln • 1 TL Zimt • 50 g Haferflocken • 30 g Honig

- Äpfel schälen und würfeln, Mandeln hacken.
- Äpfel in eine Auflaufform geben und gleichmäßig mit Zimt bestreuen.
- In einer separaten Schüssel Haferflocken, Mandeln und Honig vermengen. Diese Mischung sorgt für eine knusprige und süße Kruste.
- Haferflocken-Mischung gleichmäßig über die Äpfel streuen, sodass sie gut abgedeckt sind.
- Auflauf im vorgeheizten Ofen bei 180 °C für etwa 20 Minuten backen, bis die Äpfel weich sind und die Oberseite goldbraun und knusprig ist.

Tipp Wer nicht ganz auf die Kalorien achten möchte, denn Apfel-Crumble ist schließlich ein Wohlfühlgericht, kann gerne etwas Butter in die Haferflocken-Mandel-Mischung unterheben.

Nährwerte pro Portion
160 kcal • 1 g E • 0,3 g F • 40 g KH • 3 g B

Schokoladenpudding mal anders

Für 2 Portionen
20 Min plus Quellzeit

50 g zarte Haferflocken • 50 g Chia-Samen • 1 Banane • 25 g ungesüßtes Kakaopulver • 30 g Mandelbutter (oder eine andere Nussbutter) • 100 ml Kokoswasser (oder normales Wasser) • 250 ml Hafermilch (oder eine andere Pflanzenmilch)

Topping
Beeren (frisch oder gefroren) oder anderes Obst nach Wahl • Joghurt, Sojajoghurt oder Mandeldrink-Joghurt • Granola, Nüsse oder Samen, z. B. Chia, geschrotete Leinsamen

- In einem Mixbehälter alle Zutaten, außer denen des Toppings, zu einer homogenen Masse verarbeiten.
- Mischung in ein Glas füllen und mindestens 2 Stunden oder über Nacht in den Kühlschrank stellen.
- Vor dem Verzehr mit Obst, Bulgarajoghurt, Granola, Nüssen toppen.

Tipp Bulgarajoghurt wird mit speziellen Joghurtkulturen wie *L. bulgaricus* und *St. thermophilus* hergestellt, die probiotisch wirken.

Nährwerte pro Portion
125 kcal • 30 g KH • 12 g Fe • 5 g E • 5 g B

Erdbeer-Joghurt-Parfait

Für 1 Portion

30 Min

200 g Joghurt, am besten Bulgara Style oder griechischer Joghurt • 1 EL Ahornsirup oder Agavendicksaft • 150 g Himbeeren oder andere Beeren • 30 g selbstgemachtes Granola, ein zuckerfreies Granola, z. B. die Haferflocken-Kekse (Seite 146) • Nüsse

- Joghurt mit dem Ahornsirup oder Agavendicksaft vermengen.
- In einem Glas abwechselnd Bulgarajoghurt, Beeren und Granola schichten.
- Nach Belieben mit zusätzlichen Beeren oder Nüssen garnieren und genießen.

Tipp Wer noch mehr Abwechslung möchte, kann natürlich gerne auch Rhabarberkompott oder Schokostücke, im Sommer gerne auch Minzblätter als weitere Schicht zufügen.

Nährwerte pro Portion

382 kcal • 15 g E • 11 g F • 63 g KH • 5 g B

Kokosnuss-Riegel

Für 4 Riegel

30 Min (plus Kühlzeit)

100 g Vollkornhaferflocken • 50 g Kokosraspeln • 50 g Honig • 30 g Erdnussbutter, cremig

- Zutaten in einer großen Schüssel gut vermengen, bis eine homogene Masse entsteht.
- Mischung gleichmäßig in eine mit Backpapier ausgelegte Form drücken. Mischung gut festdrücken, damit die Riegel später nicht auseinanderfallen.
- Form für mindestens 2 Stunden in den Kühlschrank stellen, damit die Mischung fest wird.
- Nach der Kühlzeit die Mischung aus der Form nehmen und in Riegel schneiden.

Tipp Die Riegel können sofort serviert oder in einem luftdichten Behälter mehrere Tage aufbewahrt werden.

Nährwerte pro zwei Riegel

270 kcal • 7 g E • 14 g F • 32 g KH • 5,3 g B

Dattel-Hirse-Pudding mit Rosenwasser

Für 2 Portionen
35 Min

60 g Hirse • 200 ml Hafermilch • 4 Medjool-Datteln • 1 TL Rosenwasser • 1 Prise Kardamom • 1 EL Pistazien, gehackt

- Datteln entsteinen und fein hacken.
- Hirse gründlich waschen und mit Hafermilch und Datteln in einem Topf aufkochen.
- Etwa 20 Minuten köcheln lassen, bis die Hirse weich ist und die Flüssigkeit aufgenommen hat.
- Rosenwasser und Kardamom unterrühren, weitere 5 Minuten ziehen lassen.
- In Schalen füllen und mit Pistazien bestreut servieren – warm oder kalt genießen.

Nährwerte pro Portion
230 kcal • 5 g E • 4 g F • 42 g KH • 8 g B

Feigen-Tahin-Trifle mit Zimt-Knusper

Für 2 Portionen
25 Min

4 getrocknete Feigen • 2 EL Tahin (Sesampaste) • 100 g griechischer Joghurt (oder pflanzlich) • 2 EL Walnüsse • 1 TL Zimt • 1 TL Sesam • 1 TL Agavendicksaft

- Feigen klein würfeln und in warmem Wasser 10 Minuten einweichen, dann mit Tahin und Joghurt verrühren.
- Walnüsse grob hacken und mit Zimt und Sesam in einer Pfanne ohne Fett rösten.
- Feigencreme in Gläser schichten, mit Walnuss-Zimt-Knusper toppen und mit Agavendicksaft beträufeln.

Nährwerte pro Portion
270 kcal • 6 g E • 13 g F • 29 g KH • 7 g B

Chia-Zitronen-Drink

Für 2 Portionen
15 Min (plus 10 Min Quellzeit)

2 EL Chiasamen • 500 ml Wasser • Saft von 1 Zitrone • 1 EL Honig (optional)

- Chiasamen in Wasser einrühren und 10 Minuten quellen lassen.
- Zitronensaft und Honig hinzufügen, gut vermengen und servieren.

Nährwerte pro Portion
110 kcal • 2,5 g E • 4,5 g F • 16 g KH • 5 g B

Hafer-Mandel-Smoothie

Für 2 Portionen
15 Min

50 g Haferflocken • 200 ml Mandelmilch • 1 Banane • 1 TL Zimt

- Alle Zutaten in einen Mixer geben und gut pürieren.
- In ein Glas füllen und genießen.

Nährwerte pro Portion
165 kcal • 3,5 g Protein • 3 g F • 30 g KH • 4,5 g B

Grüne Smoothie-Bowl

Für 2 Portionen
15 Min

1 Handvoll Spinat • 1 Banane • 200 ml Kokoswasser • 30 g geschroteter Leinsamen

- Spinat, Banane und Kokoswasser in den Mixer geben und pürieren.
- In eine Schüssel füllen und mit geschrotetem Leinsamen bestreuen.

Nährwerte pro Portion
300 kcal • 7 g E • 12 g F • 45 g KH • 11 g B

Rote-Bete-Smoothie

Für 2 Portionen
30 Min

1 kleine Rote Bete • 1 Apfel • 200 ml Wasser oder Apfelsaft • 1 EL geschroteter Leinsamen

- Rote Bete kochen und würfeln, Apfel entkernen und würfeln. Alles mit Apfelsaft oder Wasser im Mixer pürieren.
- Geschroteten Leinsamen unterrühren und dann servieren.

Nährwerte pro Portion
270 kcal • 3,5 g E • 4,5 g F • 59 g KH • 8,5 g B

Zimt-Shake mit Orangenblütenwasser

Für 2 Portionen
10 Min

4 Datteln • 300 ml ungesüßte Mandelmilch • 1 TL Orangenblütenwasser • ½ TL Zimt • 1 EL Leinsamen, geschrotet • Eiswürfel nach Wunsch

- Datteln entsteinen, grob hacken und mit Mandelmilch, Orangenblütenwasser, Zimt und Leinsamen in einen Mixer geben.

- Alles fein pürieren, bis die Konsistenz cremig und glatt ist.

- Auf Wunsch mit Eiswürfeln servieren – schmeckt gekühlt besonders gut.

Nährwerte pro Portion
160 kcal • 3 g E • 5 g F • 25 g KH • 6 g B

Beeren-Müsli-Drink

Für 2 Portionen
15 Min

100 g gemischte Beeren (frisch oder gefroren) • 200 ml Joghurt (natur) • 1 EL Honig • 50 g Haferflocken

- Beeren, Joghurt und Honig in den Mixer geben und pürieren.

- Haferflocken hinzufügen und kurz vermengen, dann servieren.

Nährwerte pro Portion
210 kcal • 7,5 g E • 4,5 g F • 35 g KH • 4,5 g B

Nachwort

Wir hoffen, mit diesem Ratgeber vor allem zu einem besseren Verständnis Ihrer Problematik beigetragen zu haben. Ein Verständnis zu haben, wie alles zusammenhängt und funktioniert, hilft bei den meisten Menschen, ihre Situation richtig einzuordnen, zu akzeptieren und um gelassener mit den Symptomen umzugehen. Denn das Wissen trägt zum Entmystifizieren und Entkatastrophisieren bei und hilft dabei, sich auch bewusst zu machen, dass es sehr viele Menschen in Deutschland gibt, die von den gleichen Symptomen betroffen sind und dass man nicht alleine mit diesem Problem dasteht. Wenn dies klargestellt ist, können viel einfacher die richtigen Maßnahmen in den Fokus gerückt und konsequent versucht werden. Wie schon erwähnt, nicht alle Maßnahmen helfen bei jedem, manchmal muss man etwas ausprobieren, ob es für einen selbst in Frage kommt. Allgemeinmaßnahmen, ballaststoffreiche Ernährung und Bewegung sollten auf jeden Fall Ihr Begleiter sein und bei manchen bedarf es dann noch der richtigen Medikamente. Mit dem neu gewonnenen Wissen wird Ihnen dies gut gelingen, wir wünschen Ihnen viel Erfolg und gute Besserung dabei.

Rezept- und Zutatenverzeichnis

Sachverzeichnis

Bibliografische Information der Deutschen Nationalbibliothek
Die Deutsche Nationalbibliothek verzeichnet diese Publikation in der Deutschen Nationalbibliografie; detaillierte bibliografische Daten sind im Internet über dnb.d-nb.de abrufbar.

Programmplanung: Uta Spieldiener
Projektmanagement: Anja Bippus
Redaktion: Dr. Sabine Klonk
Bildredaktion: Marie Crämer
Covergestaltung: © Thieme
Layout: CYCLUS · Visuelle Kommunikation, Stuttgart

Bildnachweis:
Covermotiv und Bild S. 3: Foto: © M. Bergmann/Thieme; Darmgrafik: © pikovit/stock.adobe.com – edited and composed by Thieme
Autor*innenfoto: © privat
Inhalt: S. 6 © Siam/stock.adobe.com, S. 10 © Kiattisak/stock.adobe.com, S. 50 © dark_blade/stock.adobe.com, S. 84–99 © H. Münch/Thieme
Foodfotos: S. 8/9, 120, 123, 141, 144 © A. Rogge & J. Jankovic/Thieme, S. 126 © M. Bergmann/Thieme, S. 133 © FomaA/stock.adobe.com
Zeichnungen: Martina Bürger, Münster
Die abgebildeten Personen haben in keiner Weise etwas mit dem Thema zu tun.

1. Auflage 2026

TRIAS Verlag in Georg Thieme Verlag KG
Oswald-Hesse-Straße 50, 70469 Stuttgart

Satz und Repro: Fotosatz Buck, Kumhausen
Druck: AZ Druck und Datentechnik GmbH, Kempten

Gedruckt auf chlorfrei gebleichtem Papier
Printed in Germany

ISBN 978-3-432-12009-6
eISBN (ePub) 978-3-432-12010-2

1 2 3 4 5 6

Wichtiger Hinweis: Wie jede Wissenschaft ist die Medizin ständigen Entwicklungen unterworfen. Forschung und klinische Erfahrung erweitern unsere Erkenntnisse. Ganz besonders gilt das für die Behandlung und die medikamentöse Therapie. Bei allen in diesem Werk erwähnten Dosierungen oder Applikationen, bei Rezepten und Übungsanleitungen, bei Empfehlungen und Tipps dürfen Sie darauf vertrauen: Autoren, Herausgeber und Verlag haben große Sorgfalt darauf verwandt, dass diese Angaben dem Wissensstand bei Fertigstellung des Werkes entsprechen. Rezepte werden gekocht und ausprobiert. Übungen und Übungsreihen haben sich in der Praxis erfolgreich bewährt. Eine Garantie kann jedoch nicht übernommen werden. Eine Haftung des Autors, des Verlags oder seiner Beauftragten für Personen-, Sach- oder Vermögensschäden ist ausgeschlossen.

Marken, geschäftliche Bezeichnungen oder Handelsnamen werden nicht in jedem Fall besonders kenntlich gemacht. Aus dem Fehlen eines solchen Hinweises kann nicht geschlossen werden, dass es sich um einen freien Handelsnamen handelt.

Wo datenschutzrechtlich erforderlich, wurden die Namen und weitere Daten von Personen redaktionell verändert (Tarnnamen). Dies ist grundsätzlich der Fall bei Patient*innen, ihren Angehörigen und Freund*innen, z. T. auch bei weiteren Personen, die z. B. in die Behandlung von Patient*innen eingebunden sind.

Thieme Publikationen streben nach einer fachlich korrekten und unmissverständlichen Sprache. Dabei lehnt Thieme jeden Sprachgebrauch ab, der Menschen beleidigt oder diskriminiert, beispielsweise aufgrund einer Herkunft, Behinderung oder eines Geschlechts. Thieme wendet sich zudem gleichermaßen an Menschen jeder Geschlechtsidentität. Die Thieme Rechtschreibkonvention nennt Autor*innen mittlerweile konkrete Beispiele, wie sie alle Lesenden gleichberechtigt ansprechen können. Die Ansprache aller Menschen ist ausdrücklich auch dort intendiert, wo im Text (etwa aus Gründen der Leseleichtigkeit, des Text-Umfangs oder des situativen Stil-Empfindens) z. B. nur ein generisches Maskulinum verwendet wird.

FSC www.fsc.org
MIX
Papier | Fördert gute Waldnutzung
FSC® C008457

Unsere Umwelt ist uns wichtig!
Papier aus nachhaltigen und kontrollierten Quellen
Druck in Deutschland mit kurzen Lieferwegen
Druckereien mit hohen Ansprüchen an Ökologie

TRIAS, einer der führenden Ratgeberverlage im Bereich Gesundheit, gehört zur Thieme Gruppe, marktführender Anbieter medizinischer Fachinformationen und Services. Anspruch der Thieme Gruppe ist es, den im Gesundheitswesen tätigen Berufsgruppen sowie allen an Gesundheit Interessierten genau die Informationen und Angebote bereitzustellen, die sie in einer bestimmten Arbeitssituation oder Lebensphase benötigen. Durch die hohe Qualität und zielgruppenspezifische Relevanz der angebotenen Leistungen bereitet Thieme den Weg für eine bessere Medizin und mehr Gesundheit im Leben.

Thieme